Das Buch

Das wohl größte Problem mit dem Fasten ist das Durchhalten. Auf Dinge zu verzichten, die einem eigentlich unfassbar gut schmecken, kann sehr schwer sein. Trotzdem begibt sich die leidenschaftliche Esserin Susanne Fröhlich mutig in den Selbstversuch der verschiedensten Fasten-Wege und berichtet ungeschönt und mit viel Witz über Höhen, Tiefen und Lebensqualität mit etwas weniger Nahrung.

Im Gespräch mit Experten klärt sie dabei auch Fragen wie: Kann man Schmerzen einfach wegfasten? Bei welchen Krankheiten ist Fasten hilfreich? Und wer darf auf keinen Fall fasten? Aus den Interviews und eigenen Fasten-Erfahrungen trägt Susanne Fröhlich 25 motivierende Tipps für erfolgreiches Fasten zusammen.

Mit einer Menge Humor, persönlichen Fastenbeiträgen und viel Information erklärt dieses Buch, was es auf sich hat mit dem Phänomen Fasten und wie man es damit zu mehr Leichtigkeit von Körper und Seele schafft.

Die Autorin

Susanne Fröhlich ist Bestsellerautorin, Rundfunk- und TV-Moderatorin. Legendär ist ihr Erfolg mit *Moppel-Ich*, mit dem sie zur Galionsfigur des ewigen Kampfes mit den Pfunden wurde. Im Fernsehen moderiert sie zurzeit die Literatursendung »Fröhlich lesen« im MDR. Sie lebt mit ihrer Familie in der Nähe von Frankfurt.

Von Susanne Fröhlich ist in unserem Hause außerdem erschienen:

Kann weg! Frau Fröhlich räumt auf

SUSANNE FRÖHLICH

FRÖHLICH FASTEN!

Macht Verzicht tatsächlich
gesünder und glücklicher?
Ein Selbstversuch mit
allen Antworten!

Ullstein

Besuchen Sie uns im Internet:
www.ullstein-buchverlage.de

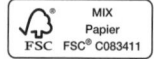

Lizenzausgabe im Ullstein Taschenbuch
1. Auflage Januar 2020
© 2019 by GRÄFE UND UNZER VERLAG GmbH, München
Umschlaggestaltung: zero-media.net, München, nach einer Vorlage
von Martina Baldauf, München
Titelabbildung: © Nataša Mandić / Stocksy
Seite 223: Gräfe und Unzer Verlag / Gaby Gerster
Satz und Layout: Björn Fremgen, KONTRASTE
Druck und Bindearbeiten: CPI books GmbH, Leck
ISBN 978-3-548-06075-0

INHALT

DAS GROßE
NICHTS
UND WIE
ALLES
BEGANN

Bei mir wurde vor ein paar Jahren Rheuma diagnostiziert. Rheuma ist ein Oberbegriff für eine Krankheit mit sehr vielen unterschiedlichen gemeinen Spielarten. Bei mir hat sich das Rheuma auf Schultern und Hüften kapriziert. Ich will nicht jammern, es hätte mich mit Sicherheit schlimmer treffen können. Sehr viel schlimmer. Aber es ist nichtsdestotrotz schmerzhaft und ausgesprochen lästig. Habe ich Schulterprobleme, kann ich mein Yoga nicht machen, sind die Hüften dran, ist Joggen unmöglich. Auf beides kann man natürlich verzichten – es gibt ein Leben ohne. Das wäre nicht das Problem. Allerdings schränken mich die Schmerzen auch im Alltag ein. Das Gehen schmerzt immer häufiger. Eben mal etwas greifen oder hochheben auch. Ich bewege mich nicht mehr spontan, weil ich Angst habe, dass mein Körper mit Schmerzen reagiert. Je mehr man sich einschränkt – bewusst und vor allem unbewusst –, umso unbeweglicher wird man. Kein guter Kreislauf.

Dass es morgens irgendwo im menschlichen Getriebe mal knirscht oder zwickt, ist absolut akzeptabel. Der Körper ist eine hoch komplizierte und komplexe Maschinerie und ich bin jenseits der 25. Das Material wird halt nicht besser. Darüber bin ich mit Sicherheit nicht begeistert, aber damit kann ich leben. Muss ich wohl auch. Wer alt werden will, sollte lernen, mit normalen Abnutzungserscheinungen klarzukommen. Allerdings sind diese Schmerzen eben keine „normale" Altersbegleitung und ich habe nicht vor, sie einfach als gegeben zu betrachten. Cortison hat mir geholfen. Aber – wie Guido Maria Kretschmer, der *Shopping-Queen*-Moderator sagen würde – es hat ansonsten nichts für mich getan. Ich hatte ein ziemlich aufgedunsenes Gesicht und ständig Hunger. Mein Kühlschrank war mein neuer bester Freund. Ich bin manchmal nachts aufgewacht und wie ferngesteuert zum beleuchteten Hort der Lebensmittel getapert. Das ist, habe ich beschlossen, keinesfalls ein Dauerzustand. Vor allem weil ich im Laufe der Zeit gut zwölf Kilo zugenommen habe. Schuld war sicherlich nicht allein das Cortison, sondern auch der Frust, keinen Sport treiben zu können, und der Trost in Form von Essen. Viel Essen.

Vor allem viel hochkalorischem Essen. Auch wenn man um die Misere weiß, kann man Verhalten oft nicht stoppen. Man gerät in einen fiesen Kreislauf und je tiefer man drinsteckt, umso schwerer wird es hinauszukommen.

Klar: Zur Not, bevor ich ständig Schmerzen habe, schlucke ich Cortison. Es ist, keine Frage, ein durchaus effektives Medikament. Allerdings auch nicht frei von Nebenwirkungen. Natürlich gibt es neben Cortison andere wirksame Rheumamedikamente. Aber auch hier ist die Liste der Nebenwirkungen lang. Ich habe zwei Packungen zu Hause liegen. Für den Fall der Fälle.

Die Idee, gegen mein Rheuma anzufasten, war eine Art Zufallsfund. Ich hatte eine Dokumentation auf Arte gesehen, eine Fastendokumentation, und war absolut fasziniert (zum Nachgucken: www. youtube.com/watch?v=Nyyb74PHIQs). Sollte einfaches Nichtessen der Schlüssel gegen mein Rheuma sein? Tatsächlich ein funktionierender Ersatz für Cortison? Kann Nichtessen tatsächlich Heilen? Ich kann es mir nicht wirklich vorstellen, aber die Doku und die anschließende Recherche zum Thema haben mich neugierig gemacht. Es klang verrückt und gleichzeitig so simpel. Warum nicht mal etwas versuchen? Vielleicht hilft es ja tatsächlich? Und was kann schon passieren? Wer nicht wagt, kann auch nicht gewinnen! Kostengünstig ist es allemal. Im schlimmsten Fall hilft es nicht und der ganze Verzicht war für die Katz.

Der Beschluss steht schnell fest. Ich werde fasten. Ich werde eine längere Zeit auf jegliche feste Nahrung verzichten. Allein der Gedanke macht mir Angst und schlechte Laune – und trotzdem werde ich es auf einen Versuch ankommen lassen.

Was mich an dem Gedanken so ängstigt: Essen ist für mich etwas Essenzielles. Ich habe schon immer einen großen Drang nach Essen. Essen kann mich glücklich machen, Verzicht grämt mich. Generell finde ich die Aussicht auf Verzicht wenig verlockend. Ich bin keine

Frau, die nach Askese strebt. Schade eigentlich. Das würde mir im Leben so einiges erleichtern.

Ich liebe Essen. Ich gehöre nicht zu den Menschen, die im Brustton der Überzeugung behaupten: „Essen – das ist mir total egal." Ja, es gibt tatsächlich solche Leute. Ich konnte es erst auch nicht glauben. Manche Menschen essen tatsächlich nur, weil es eben dazugehört. Sie verbinden Essen nicht automatisch mit Genuss. Man macht es halt, weil der Körper Nahrung braucht. Ich habe eine Weile darüber nachgedacht, ob ich diese Menschen beneide, weil man mit einer solchen Grundhaltung natürlich sehr viel leichter sein Essverhalten zügeln kann. Aber der fehlende Genuss spricht gegen eine solche Einstellung. Außerdem ist das, denke ich, keine Frage der Einstellung. Keine bewusste Entscheidung. Es scheint in meinen und unseren Familiengenen zu liegen. Dieser Hang und Drang zum Essen. Ich habe schon als Kind gern gegessen. Ich bin eine ausgesprochen leidenschaftliche Esserin. Gutes Essen ist für mich ein wichtiger Bestandteil eines gelungenen Lebens. Wie schon erwähnt: Ich liebe Essen. Ein schönes Menü, eine frische Brezel, ein Stück Streuselkuchen oder ein herrliches Curry. Ein Schälchen Quark mit Heidelbeeren und Granola, eine Pasta mit Tomatensauce – es gibt sehr wenig Essen, das mir nicht schmeckt. Ich mag eigentlich alles und bin extrem schnell zu begeistern. Schon der Geruch von Essen kann mich in Ekstase versetzen. Selbst der Anblick. An einer Bäckerei vorbeizugehen und nichts, aber auch rein gar nichts zu kaufen ist für mich ein Akt der unglaublichen Selbstbeherrschung. Ich werde einfach magisch von Essen angezogen. Insofern scheint der Gedanke an Fasten geradezu absurd. Ausgerechnet ich soll fasten? Möchte fasten? Eine Frau, die seit Jahrzehnten mit ihrem Speck in der Öffentlichkeit steht? Die immer mal wieder enorm Gewicht verliert, um ihm Monate später wieder ein schönes Zuhause zu bieten.

Ich bin eine Art lebender Speckmagnet. Er scheint sich bei mir ganz besonders wohlzufühlen. Aber ich habe gelernt, das zu akzeptieren. Ich bin ein Speck-Hotspot. Ich werde nie wahnsinnig dünn sein. Wozu auch? Ich strebe nicht nach der berüchtigten Thigh Gap, der hippen Lücke zwischen den Oberschenkeln. Was soll ich damit im Alltag auch anfangen? Und mal ehrlich: Ist man wirklich nur dünn attraktiv? Ich glaube nicht.

Dünn zu sein ist inzwischen zu einer regelrechten Währung geworden, die aber meiner Meinung nach überschätzt wird. Ich habe beschlossen, zu versuchen auf lange Strecke einigermaßen schlank und fit zu sein. Nicht aus optischen Gründen, sondern vor allem um gesund und beweglich zu sein. Ach ja, und ein bisschen auch, um unbeschwerter einkaufen zu können.

Diesmal geht es allerdings nur sekundär ums Gewicht. Sollte ich Gewicht verlieren, bin ich natürlich die Letzte, die sich darüber ärgert – ganz im Gegenteil: Ich wäre verzückt. Aber dem Speck kann ich auch auf andere Art zu Leibe rücken. Abnehmen ist, selbst wenn es heute oft anders dargestellt wird, eine ziemlich einfache Rechenaufgabe. Der Körper bekommt weniger, als er verbraucht. Irgendwann habe ich diese sehr einfache Gleichung begriffen, seither bin ich relativ schlank (im Rahmen meiner Vorstellungen und Möglichkeiten wohlgemerkt) und habe keine extremen Gewichtsausschläge mehr.

Ich bin keine Frau mit Hang zur Esoterik. Fasten hat, wenn man sich im Netz umschaut, jede Menge Spiritualität im Gepäck. Aber auch die Spiritualität ist eher nicht mein Kernthema. Ehrlich gesagt habe ich es auch nicht mit der Homöopathie – dagegen habe ich jedoch auch nichts. Ich glaube einfach nicht daran. Ich kann mir nicht vorstellen, dass Wirkstoffe, die unglaublich verdünnt werden, noch Wirkung zeigen. Auch wissenschaftliche Studien geben mir mit meiner Skepsis recht. Insofern bin ich, was das Fasten angeht, ausgesprochen verhalten optimistisch. Allerdings hat Fasten rein gar nichts mit Homöopathie zu tun. Fasten gehört in den Bereich der Naturheilkunde. Damit kann ich schon sehr viel mehr anfangen. Außerdem gilt hier wie überall der alte Satz: „Wer heilt, hat recht!"

Ich befrage meine Ärzte. Meinen Orthopäden, die Hausärztin und meine Rheumatologin. Alle sind, was das Fasten angeht, sehr aufgeschlossen. Zum Glück. Es gäbe interessante Ergebnisse und nichts spräche dagegen, es doch mal zu testen, meinen sie. Euphorisch wirken sie nicht, aber grundsätzlich befürworten sie meinen Versuch.

In der Dokumentation heißt es, um eine Wirkung bei Autoimmunerkrankungen zu erleben, müsse man länger fasten. Rheuma kann ein zähes Biest sein, lese ich im Netz. Drei bis sechs Wochen brauche es angeblich, um das Rheuma zu beeindrucken. Der Zeitraum schreckt mich. Das klassische Heilfasten dauert fünf bis sieben Tage, jedenfalls für Einsteiger. Eine Woche kann ich mir in meinen kühnsten Gedanken gerade noch vorstellen. Aber mehr? Soll ich direkt in die Vollen gehen? Oder nicht doch lieber mal klein anfangen?

Mhm, drei bis sechs Wochen? Traue ich mir zu, eine so verdammt lange Zeit nicht zu essen? Kann ich, einer der verfressensten Menschen, die ich kenne (und ich kenne viele Menschen), das wirklich schaffen? Bin ich so diszipliniert? Kann man das überhaupt aushalten? Ich habe in meinem langen Leben bisher genau einmal versucht, richtig zu fasten – und habe keine guten Erinnerungen. Es war in meinen frühen 20ern. Ein verzweifelter, radikaler Abnehmversuch, der nach sechs mühevollen Tagen mit einem anschließenden Essensrausch kläglich scheiterte. Damals war meine Motivation allerdings auch eine komplett andere. Ich wollte so schnell wie möglich möglichst viel Gewicht verlieren. Fasten klang irgendwie besser als Nulldiät. Bei Nulldiät, das wusste ich, würde ich mir jede Menge Vorträge anhören müssen. Also habe ich behauptet zu fasten und eigentlich einfach nur nichts gegessen. Schon um mir Vorhaltungen jeder Art zu ersparen. Dafür habe ich viel Kaffee getrunken und noch mehr geraucht. Wirklich bekommen ist mir das Experiment nicht. Als ich nach sechs Tagen schmerzende Waden hatte, habe ich meinen Cousin, einen Arzt, angerufen und gefragt, was ich jetzt am besten mache. „Essen", war sein Vorschlag, den ich sofort beherzt und sehr froh in die Tat umgesetzt habe. Die 2,5 Kilo, die ich mühsam verloren hatte, waren dann auch ratzfatz wieder da. Diesmal soll alles anders laufen. Ich werde mich vorab informieren und mich nicht so planlos ins Fastenabenteuer stürzen. Nämlich genau als das sehe ich es an. Es wird ein Versuch, ein Abenteuer mit offenem Ausgang. Ich erhoffe mir viel, habe aber eine gehörige Portion Skepsis.

Allerdings wird es wohl Gründe geben, warum Menschen seit Jahrhunderten fasten. Zumeist sind es jedoch religiöse Auslöser, denn in fast allen Weltreligionen gehört das Fasten mit dazu. Aber Fasten ist eben nicht gleich Fasten. Wer sich mit dem Fasten beschäftigt, lernt schnell, dass es sehr viele verschiedene Fastenmöglichkeiten gibt. Und unter dem Fastenbegriff wird so einiges subsummiert. Die Bandbreite ist riesig.

Absolut im Trend liegt das intermittierende Fasten. Intermittierend heißt nicht mehr als zeitweise. Zwei Modelle des intermittierenden Fastens sind besonders populär: 5:2 und 16:8. Das bedeutet fünf Tage essen und an zwei Tagen der Woche, nicht an aufeinanderfolgenden Tagen, nichts zu essen oder höchstens 500 bis 600 Kalorien. Bei 16:8 darf man acht Stunden Essen und 16 Stunden eben nicht. Ich habe viele Freunde und Bekannte, die die 16:8-Variante ausprobiert haben. Auch ich selbst habe es eine Zeit lang gemacht. Wirklich signifikant abgenommen habe ich damit nicht, schließlich muss oder sollte man sich in den acht Stunden der Essensphase auch ein wenig beherrschen. Da lag mit Sicherheit mein Fehler. Wer sich in den acht Stunden beschränkt, nimmt natürlich auch ab. Die 16 Stunden Nahrungspause sind auf jeden Fall machbar. Schließlich gilt auch der Schlaf als Pause. Wer also abends um 21 Uhr das letzte Mal isst, darf dann nach 16 Stunden – sprich um 13 Uhr – wieder essen. Menschen wie mir, die auf Frühstück keinen überaus großen Wert legen, kommt das sehr entgegen. Aber Rheuma scheint nach härteren Geschützen zu verlangen, denn auf mein Rheuma hatte das intermittierende Fasten keinen Einfluss.

Man kann nach F. X. Mayr fasten, eine Schrothkur machen, Basenfasten oder klassisches Wasserfasten. Für mich erscheint mir nach ausgiebiger Internetrecherche und der Lektüre diverser Bücher das Buchinger-Heilfasten am sinnvollsten. Keine feste Nahrung – das ist ja letztlich auch die Definition vom Fasten –, sondern nur ein wenig Gemüsebrühe und ein bisschen Saft wegen der Nährstoffe und Mineralien. Die Vitamine und Nährstoffe sind auch der Grund, dass ich mich für diese Variante entscheide. Die Methode ist benannt nach ihrem Entdecker Dr. Otto Buchinger, der selbst unter sehr heftigem Rheuma gelitten hat und sagt, er sei durchs Fasten geheilt worden. Sicher wäre eine andere Variante, etwa das intermittierende Fasten, einfacher. Aber ich will dem Rheuma an den Kragen – und Experten glauben, da sei „richtiges" Fasten wirksamer.

Apropos Experten: Da ich selbst ja keine Wissenschaftlerin bin, habe ich mit Menschen gesprochen, die sich so richtig gut auskennen. Die Interviews mit den Fastenexperten finden Sie natürlich auch hier im Buch.

Die Entscheidung steht, die Methode ist gewählt, jetzt muss ich nur noch anfangen. Wie immer bei solchen Beschlüssen erscheint es schwer, einen geeigneten Zeitpunkt zu finden. Immer stehen große Geburtstage an, Grillfeste, Partys, Hochzeiten oder andere Festivitäten wie Weihnachten, Silvester, Ostern und Co. Den perfekten Moment gibt es nicht. Sollte man eher im Sommer fasten, wenn es heiß ist und man sowieso weniger Hunger hat? Oder ist der Jahreswechsel ein guter Zeitpunkt – der Moment nach der Weihnachtsvöllerei, wenn man eh im Rausch der guten Vorsätze schwelgt? Ist das Frühjahr eventuell geeigneter, weil man weiß, dass die Bikinisaison ansteht? Oder ist es eigentlich vollkommen egal, weil immer irgendwas im Wege steht? Es ist ein bisschen wie die Frage nach dem perfekten Moment zum Kinderkriegen: Es gibt ihn einfach nicht. Jeder Moment kann falsch und perfekt sein und es gibt gegen jeden Zeitpunkt jede Menge Einsprüche.

„Nächste Woche", sage ich mir. „Ich fange nächste Woche an." Genehmige mir selbst noch eine klitzekleine Gnadenfrist. Eine letzte Woche Essen. Zeit für die Vorbereitung. Mental und praktisch.

Also: Los geht's. Ich wäre dann mal so weit.

PS: Jeder Mensch ist anders. Damit Sie, liebe Leserinnen und Leser, nicht denken, ach, die Fröhlich wieder mit ihren extremen Selbsterfahrungssachen, das könnte ich eh nicht, habe ich Freunde gebeten, das Fasten ebenfalls auszuprobieren. Netterweise haben sie das auch getan und mir ihre Gedanken dazu niedergeschrieben. Manches ähnelt sich, manches ist ganz anders … Aber lesen Sie selbst.

TAGEBUCH VOM FASTEN

TAG 1

Mein Abenteuer Fasten startet mit einer Überwindung. Ich gehe seit Langem mal wieder auf die Waage. Das kleine Miststück und ich haben ein sehr angespanntes Verhältnis. Wenn ich ahne, dass sie mich enttäuschen wird, betrete ich sie einfach nicht. Das ist natürlich ziemlich doof und kindisch, eine klassische Vermeidungsstrategie, aber ich lasse mir nicht gern von einem Stück Metall den Tag versauen. Heute allerdings muss es sein. Ich will Buch führen während des Fastens. Die Abnahme könnte mich zusätzlich motivieren. Der Gedanke, nicht nur meinem Rheuma an den Kragen zu gehen, sondern gleichzeitig noch ein paar Luxuspfunde zu verlieren, hat was. Nach dem Motto: „Zwei Fliegen mit einer Klappe schlagen ..."

Die Einnahme von Cortison hat bei mir zu einer Zunahme geführt. Das Cortison allein war es natürlich nicht, aber ich habe einfach sehr viel mehr gegessen. Mehr, als mein Körper benötigt. Immerhin habe ich so eine schöne Ausrede. Man ist ja ungern ganz allein selbst schuld.

75 Kilo zeigt die Waage. Ich steige runter und schiebe sie eine Runde durchs Badezimmer. Manchmal kann man an anderer Stelle sehr viel erfreulichere Zahlen hervorzaubern. Der Trick, der sonst oft funktioniert hat, bringt heute nix Nennenswertes. Es bleibt im Mittel bei 75.

Für manche Frauen meiner Größe wäre das ein Grund den Weltuntergang nahen zu sehen, ich hingegen habe schon um einiges mehr gewogen und bin nicht wirklich geschockt. „Das geht ja noch so gerade!", tröste ich mich. Kein Grund für eine Spontanparty und Luftballons, aber 75 Kilo entsprechen bei meiner Körpergröße von 1,74 Meter einem Body-Mass-Index (BMI) von 24,8. Bis 74 Kilo, sagt der BMI-Rechner im Netz, wäre alles okay. Mein optimales Gewicht laut BMI, Normalgewicht eben, liege zwischen 58 und 74 Kilo. Eine ordentliche Spannweite. Wegen einem Kilo mehr mache ich mich jetzt nicht wuschig. Im Alter darf man ein wenig mehr Speck auf den

Rippen haben, da wird das eine Kilo plus ja wohl drin sein. Gut, zugegeben, nach unten ist BMI-technisch reichlich Luft. Irgendwas dazwischen, zwischen den unerreichbaren 58 und den doch so nahen 74 wäre schön. „Du wirst dich in den nächsten Wochen umgucken!", drohe ich der Waage an und bin erleichtert. Habe insgeheim wirklich mit mehr gerechnet.

Ich werde mich während des Fastens täglich wiegen. Obwohl der Gewichtsverlust nur ein hübscher Zusatzgimmick ist. Trotzdem bin ich gespannt, was passiert. Entscheidend aber ist, ob das Fasten es tatsächlich schafft, meinem Rheuma die rote Karte zu zeigen.

Nachdem ich die letzten drei Tage schon sehr behutsam gegessen habe, ein wenig Obst und Gemüse, nichts Schwerverdauliches, geht es heute richtig los. Heute ist mein Fastenstart. Der Aufbruch in ein „neues Lebensgefühl", wie manche behaupten. Noch bin ich ausgesprochen skeptisch, wie sich dieses angeblich „neue Lebensgefühl" anfühlen wird – und vor allem schon jetzt ziemlich hungrig. Die obligatorischen Entlastungstage vor dem eigentlichen Fasten sind mir schwergefallen. Wenig zu essen ist generell schwer für mich. Das hat einfach etwas von Diät. Ein Thema, mit dem ich eigentlich abgeschlossen habe, schon weil ich weiß, dass Diäten per se kein Stimmungsgarant sind. Wie soll das werden, wenn ich ab jetzt gar nichts mehr esse? Eine Horrorvorstellung. Das große Nichts.

Seit zwei Tagen trinke ich außerdem keinen Kaffee mehr. Ich habe Kopfweh und fühle mich unleidlich. „Das ist der Entzug!", lese ich in meinen Fastenbüchern. Wenn der Körper sich schon mit dem Kaffeeentzug so pienzig anstellt, will ich mir gar nicht erst vorstellen, was passiert, wenn ich das Essen komplett einstelle. Da wird er wohl richtig auf die Barrikaden gehen.

Ich liebe Koffein. Mein erster Gang am Morgen geht normalerweise an die Kaffeemaschine und dann lege ich mich mit einem schönen schaumigen Milchkaffee noch einmal für eine Viertelstunde hin, um den Tag zu planen. Dieses Ritual ist mir wichtig und vertraut. Pfefferminztee ist leider kein Milchkaffee, egal wie gut man sich zuredet. Ich habe nichts gegen Pfefferminztee an sich, aber gegen meinen geliebten Milchkaffee kommt er nun wirklich nicht an. Pfefferminztee hat einfach keinen Sexappeal. Nicht den Hauch von. Zumindest ist er auch warm. Aber trotz allen mentalen Kniffen, es ist kein Kaffee. Pfefferminztee hat immer was von Kranksein. Dennoch nehme ich ihn mit ins Bett, er kann ja nichts dafür, der kleine Tee. Bei jedem Schluck sehne ich mich nach meinem vertrauten Kaffee. „Du wirst dich daran gewöhnen", rede ich mir gut zu. Angeblich kann alles zur Gewohnheit werden. Ich bin bereit, es zu glauben, jedenfalls im Moment. Was bleibt mir auch übrig?

Trotz des Kaffeeverzichts bin ich hochmotiviert. Ich neige zu einer gewissen Anfangsbegeisterung. Neue Herausforderungen – und das Fasten ist für mich eine – begeistern mich. Leider lässt meine Begeisterung auch oft sehr schnell wieder nach. Verpufft.

Aber noch bin ich wahnsinnig gespannt auf die Fastenchallenge. Habe mich in die Materie eingelesen und fest vor, die Sache durchzuziehen. Andere können es doch auch, also muss es machbar sein. Obwohl ich berechtigte Zweifel hege, ohne Essen auch nur einen Tag durchzustehen. Nahrung ist so viel mehr als schnöder Brennstoff und damit Energie für den Körper. Nahrung ist Trost, Motivation, Anerkennung und Belohnung. Nahrung ist zudem soziales Schmiermittel, Nahrung verbindet Menschen. Nahrungsaufnahme ist fester Bestandteil des Tages. Ein mehrfacher sogar – jedenfalls bei mir. Nahrung schafft somit auch Struktur, gliedert den Tag. Man hangelt sich von Mahlzeit zu Mahlzeit. Schafft sich selbst Haltepunkte im Alltag. Kurze Pausen. Hat etwas, worauf man sich freuen kann.

Apropos Freude

Ich muss abführen. Abführen ist ein Must-have des Fastens. Etwas, wovor mir graust. Aber, und da sind sich nahezu alle Fastenden einig, ohne Abführen kann es kein gutes Fasten geben. Ein leerer Magen und ein ausgeräumter Darm sollen das Durchhalten vereinfachen. Das Hungergefühl eliminieren.

Ich will es nicht direkt zu Beginn versauen. „Da musst du durch!", sage ich mir. Die meisten Fastenprofis trinken Glaubersalz, um den Darm zu entleeren. Ich habe vor Jahren einmal Glaubersalz getrunken und obwohl es ewig her ist, erinnere ich mich nur zu gut an das Grauen. Es gibt Erlebnisse, die sich im Gehirn festsetzen. Allein beim Gedanken daran habe ich einen starken Würgereiz. Ich will das nicht trinken! Ich gehe in die Apotheke und frage nach wirkungsvollen Alternativen. Ich probiere es mit Passage-Salz. Angeblich eine mildere und weniger eklige Variante. Auch dieses Salz ist nicht wirklich schmackhaft, aber ich bekomme es ohne extremes Würgen hinunter. Dann heißt es einfach abwarten.

Ich habe heute frei und kann zu Hause arbeiten. Am Abführtag empfiehlt es sich keine wichtigen Termine zu haben und sich in der Nähe einer Toilette aufzuhalten. Am besten der eigenen. Glaubersalz hat eine enorme Durchschlagskraft, auch das weiß ich noch. Viel Zeit, um sich eine Toilette zu suchen, bleibt da oft nicht. Also, schön zu Hause ausharren und warten.

Ich höre in mich hinein und merke, da tut sich was. Es rumort offensichtlich, es brodelt und macht Geräusche, aber weiter passiert nichts. Dann aber, nach einigen Stunden, wirkt auch das Passage-Salz. Ohne zu sehr ins Detail zu gehen: Es hat eine weniger explosive Wirkung als das Glaubersalz. Jedenfalls bei mir. Ich lege noch mal nach und genehmige mir ein weiteres Glas. Nur kein Geiz! Wenn schon, denn schon. Das kann doch nicht alles gewesen sein. Ich halte mir die Nase zu und stürze es runter. Hinterher gibt es Wasser mit einem Spritzer Zitrone. Man kann es aushalten. Lecker ist allerdings anders. Irgendwann zeigt es dann tatsächlich Wirkung. Mein Darm sollte grob entleert sein. Jedenfalls fürs Erste. Lust auf Essen habe ich trotzdem. Angeblich hat man ja bei einem leeren Darm keinen Hunger mehr. Genau das kommuniziere ich auch meinem Körper: „Du solltest keinen Hunger haben, also halte dich verdammt noch mal an die Vorgaben!" Tagsüber geht es dann, aber als der Abend heranbricht, quält es mich. Ich bin eine austrainierte, talentierte Abendesserin. Schon immer. Frühstück kann nett sein, ist aber für mich am ehesten verzichtbar. „Nicht schon am ersten Tag schwächeln, sonst musst du morgen gerade wieder von vorne anfangen!", rufe ich mich zur Raison. Allein der Gedanke, morgen direkt wieder mit Passage-Salz in den neuen Tag zu starten, hält mich vom Essen ab. Das wäre dann ja alles für die Katz gewesen. Ich beschließe, von Tag zu Tag zu entscheiden. Geplant sind fünf Wochen. Aber allein die Vorstellung, fünf Wochen lang nicht zu essen, ist abscheulich. Indem ich jedoch mit mir selbst abmache, mich einfach jeden Morgen neu entscheiden zu dürfen, ob es weitergeht oder eben nicht, und immer nur den nächsten Tag im Auge zu haben – dies alles macht es mir mental erträglicher.

Ich koche mir eine Gemüsebrühe. Beschäftigung schafft Ablenkung. Einfach nur dasitzen und warten, dass es vorbeigeht, scheint mir überhaupt keine gute Lösung. Da wird die Zeit im Kopf nur noch bis ins Unendliche gedehnt.

Im Netz kursieren irre viele Rezepte für die Gemüsefastenbrühe und auch in meinen Fastenbüchern gehören sie zum festen Bestandteil. Wirklich schwer ist es nicht, selbst für Kochmuffel wie mich. Gemüse lange auskochen, alles Feste wegwerfen und nicht pürieren (etwas, was mir schwerfällt) und fertig ist die Mahlzeit. Würzen darf man sein „Süppchen" auch, allerdings nicht mit Salz. Löffeln sei wichtig, nicht trinken – so heißt es. Man habe dann eher das Gefühl, etwas zu essen. Na ja! Um so zu ticken, muss man schon ein wenig verklärt sein. Die Brühe ist warm, eine Art heißes Wasser mit Geschmack. Nicht sehr viel Geschmack, aber eine Abwechslung zum dauernden Wasserkonsum ist es. Ich streue mir einen Teelöffel Kräuter drauf und frage mich, welcher erwachsene Mensch von so etwas satt wird. „Darum geht es nicht", lese ich in Fastenforen, „die Brühe gibt Mineralien und Vitamine." Okay, immerhin etwas.

Ich gehe verdammt früh ins Bett. „Wer schläft, isst nicht!" erinnere ich mich an einen Satz meiner Mutter. Leider fällt mir das Einschlafen schwer. Liege hellwach im Bett und denke ans Essen. In meinem Kopf toben bunte Essensbilder. Jetzt wenigstens ein kleines Stück Brot oder eine Handvoll Nüsse. Immerhin sind meine Begierden sehr bescheiden. Überlege, ob ich mir nicht zumindest noch etwas von der Brühe heiß mache. Das kann doch keinen großen Unterschied machen. Ich lasse es und bleibe streng mit mir. Schon am ersten Tag zu bescheißen kommt nicht in Frage. Auch wenn es – wie eine kleine Stimme mir einflüstert – ja niemand sehen würde. Es rumort in meinem Bauch. Er scheint beleidigt, fragt sich wahrscheinlich, wann da endlich mal was kommt, kann sich die neue Leere sicherlich nicht erklären. Da muss er jetzt leider durch. „Es ist nur zu deinem Besten!", rede ich dem Bauch gut zu und irgendwann schlafe ich auch tatsächlich ein.

TAG 2

Die große Überraschung beim Aufwachen: Ich lebe noch. Bin nicht verhungert und eigentlich recht munter, dafür dass ich schon einen ganzen Tag nichts gegessen habe. Hurra. Ich faste tatsächlich. Ich fühle mich, als hätte ich Wochen nichts gegessen. Gehe direkt zur Waage. Mal sehen, ob sich schon was getan hat. Ein Kilo hat die Flatter gemacht. 74 zeigt die Waage. Jetzt habe ich einen BMI im Normalbereich. Das ging flott. Eben noch leichtes Übergewicht, einmal drüber geschlafen – und heute normal. Fantastisch. Und auch lächerlich. Aber irgendeine Zahl muss eben die Grenze markieren. Wirklich verändert fühle ich mich nicht. Ist eh nur Wasser, das weiß ich natürlich, trotzdem beflügelt es mich. Die Tendenz stimmt. Meine Schulter ist noch nicht wirklich beeindruckt vom Fasten. Das wäre ja auch zu schön. Einen Tag nicht zu essen und schmerzfrei zu sein! Um das Rheuma eventuell ein bisschen zu beeindrucken, muss man mehr Geduld haben. Ich bin immer noch skeptisch, ob eine solch profane Maßnahme wirklich helfen kann. Wir werden sehen. Versuch macht klug. Schaden wird es mir nicht und ich habe das Go von meinen Ärzten.

Therapeutisches Heilfasten geht in der Regel länger als das normale Fasten. Schon deshalb habe ich mir für meine Fastenpremiere eben auch gleich so viel vorgenommen. Wenn schon, denn schon.

Lust auf Essen habe ich natürlich, trotz meiner verhältnismäßig guten Stimmung. Schließlich gehört Essen zu meinem Leben. Aber ich bin froh, den ersten Tag geschafft zu haben. Angeblich gibt der Körper nach spätestens vier Tagen Ruhe, gewöhnt sich an den Zustand und ergibt sich. Arrangiert sich mit seinem Schicksal. Ich kann es mir nur schwer vorstellen, will es aber nur zu gern glauben. Vier Tage sind eine überschaubare Zeit. Es sind nicht mehr als 96 Stunden, von denen ich ja schon 24 geschafft habe. Also nur noch 72 Stunden (von denen ich ja einige verschlafen werde!), dann sollte jegliches Hungergefühl Geschichte sein. Sollte. Ob mein Körper sich diesen Durchschnittswerten fügen wird? Ich horche in mich hinein. Habe ich Hunger? Ehrlich gesagt: nicht wirklich.

Weiß ich überhaupt noch, wie sich richtiger Hunger anfühlt? Haben wir in unserem normalen Leben überhaupt noch wirklich Hunger? Nicht nur Gelüste oder Appetit? Ist das ständige Essen nicht einfach nur Gewohnheit? Essen wir dauernd, weil Nahrung eben dauernd verfügbar ist? Sollten wir nicht mehr auf unsere Bedürfnisse hören?

Egal was es ist, ich hätte gern etwas zu essen. Sehr, sehr gern. „Nicht jetzt", gebe ich meinem Körper Antwort. Dabei ist es – glaube ich jedenfalls – gar nicht mein Körper, der quengelt, sondern mein Gehirn. „Noch 34 Tage", sage ich meinem Gehirn. „Das ist ja mehr als ein Monat!", antwortet das Hirn eingeschnappt und entsetzt und ich muss ihm leider recht geben. Rechnen kann es noch.

Trinke meinen Pfefferminztee und sehne mich nach meinem Milchkaffee. Mein Hirn bettelt um Verhandlung: „Kriege ich nach der Hälfte der Zeit zur Feier einen schönen Kaffee?" Ich antworte wie früher meine Mutter: „Das besprechen wir, wenn es tatsächlich so weit kommen sollte." Vielleicht werde ich, falls ich es schaffen sollte, die Halbzeit wirklich mit einem schönen Milchkaffee feiern. Allein die Aussicht darauf ist verlockend. Auf beides. Den Kaffee und die Halbzeit.

Aber nicht nur der Kaffee fehlt mir, auch das Essen. Wärme mir um die Mittagszeit ein wenig Brühe auf. Ich werde mir salzfreie Gemüsesäfte dazu kaufen. Vielleicht schmecken die ja nach mehr. Auf jeden Fall werden sie für eine gewisse Abwechslung sorgen. Und ich kann mal wieder einkaufen gehen. Außerdem werde ich andere Brührezepte probieren. Von Instantbrühe raten die meisten ab. Zu salzig und oft mit Hefeextrakt. „Natur pur" heißt das Fastenzauberwort. Keine Zusätze. Eine Fertigbrühe wäre natürlich das Praktischste. Beschließe trotz aller Bedenken, eine zu besorgen und sie in meiner Handtasche zu verwahren. Zur Not kann ich dann unterwegs mal ein Süppchen herstellen. Heißes Wasser bekommt man ja überall. Und besser als ein belegtes Brötchen auf die Hand ist so eine Brühe allemal.

Noch kann ich mir nicht vorstellen, dieses Fastenfernziel in 34 Tagen wirklich zu erreichen. Lese, um mich zu motivieren, in meinen Fastenbüchern. Man soll sich ablenken. Sport treiben. Malen, musizieren, lernen, sich mit sich selbst zu beschäftigen. Ich schnüre meine Laufschuhe und beschließe, eine Runde joggen zu gehen. Das funktioniert ausgesprochen gut, was mich erstaunt. Nach etwa 24 Stunden hat der Körper seine Glykogen-Zuckervorräte aufgebraucht und muss nun seine Energie aus anderen Quellen speisen. Kohlenhydrate hat er nicht mehr. „Nicht die Muskulatur anknabbern, die brauche ich noch!", sage ich meinem Körper und hoffe, dass er auf mich hört. Mit „Nimm doch das Fett!" biete ich ihm eine fantastische Alternative an. Ich bin nicht wirklich dick, aber es sind genug Vorräte vorhanden. Pölsterchen, auf die ich gut verzichten könnte. Angeblich werden die nach zwei Tagen zur Hauptenergiequelle des Körpers. Wie schlau vom Körper! Und wie nett.

Abends schleiche ich um meinen Kühlschrank. In weiser Voraussicht habe ich ihn ziemlich leer gegessen vor dem Fastenstart. Ich kenne mich eben. Ich neige zu nächtlichen Kühlschrankgängen. Fast so, als würde er sanfte Lockmelodien ausstoßen, sobald die Sonne untergeht: „Komm her und schau in mich hinein! Bitte! Ich bin voller Versuchungen …"

Senf, Ketchup, Wasabi und ein Schälchen Quark sind noch da. Mit den frischen Kräutern für die Suppe könnte ich mir, rein theoretisch, einen herrlichen Kräuterquark machen. Aber Kräuterquark ohne alles? Ohne Brot oder zumindest eine Kartoffel? Oder wenigstens ein paar Gemüsesticks zum Dippen? Auch irgendwie trostlos. Ich bin voller Bewunderung für all die Menschen, die fasten und nebenbei für ihre Familie kochen. Wahre Helden! Das erfordert noch mal ganz andere Willensstärke als in meinem Fall. Aber auch hier im Haus lauern Versuchungen. Mein Keller hat einen Vorratsraum. Einen sehr gut bestückten Vorratsraum und eine gigantische Tiefkühltruhe. Ich könnte mal nachschauen, was es da noch so alles gibt. Irgendwas findet sich bekanntlich immer. Ich bin schon auf der Treppe nach unten, als ich umdrehe. „Das ist eine Form des Masochismus, Susanne", sage ich mir selbst und mache mir, ausgesprochen vernünftig, Gemüsebrühe warm. „Keine Kellerbesuche in meinem Zustand!", ermahne ich mich. Der Keller ist tabu. Verbotenes Gebiet. Sperrzone.

Diesmal haue ich jede Menge Kräuter auf die Brühe und würze mit allem, was mein Gewürzbord hergibt. Nur kein Salz. Salz bindet Wasser im Körper und das sei kontraproduktiv, heißt es.

TAG 3

Trinke derartige Mengen, dass ich eigentlich rund um die Uhr ein Dixi-Klo mit mir rumtragen müsste. Ich komme bestimmt auf gut drei Liter am Tag. Manchmal sogar mehr. Ich trinke, bevor überhaupt Durst aufkommt. Wer viel trinkt, hat – so heißt es – weniger Hunger. Der Magen füllt sich mit Wasser. Manchmal habe ich Angst, ich könnte beim Gehen leise vor mich hingluckern. Fühle mich wie ein menschlicher Wassertank. Zum Glück mag ich Wasser. Ich bin keine Limo-Frau, trinke aber, schon weil ich keinen Alkohol konsumiere, ab und an mal eine Coca-Cola zero oder ein anderes Lightgetränk beim Ausgehen. Einfach, um mal Abwechslung im Glas zu haben. Darf man beim Fasten natürlich nicht. Keine Süßstoffe. Nichts Künstliches. Bis heute ist die Rolle des Süßstoffs nicht wirklich final geklärt. Löst er im Körper das aus, was Zucker auslöst? Pusht er den Insulinspiegel? Macht Süßstoff Hunger? Schadet er? Ist er per se gesundheitsschädlich? Oder ist er einfach nur ein Ersatzsüßmittel? Ich kann es nicht beurteilen und die Datenlage ist konfus. Aber der Verzicht auf diese Getränke macht mir – zurzeit jedenfalls – nichts aus. Stattdessen presse ich mir ein bisschen Zitrone ins Wasser oder lege ein paar Scheiben Ingwer rein. Oder ein paar Minzeblättchen. Oder – ganz gewagt – eine Kombi aus allem. Not macht erfinderisch.

Ab und an ein bisschen Fruchtsaft wäre beim Buchinger-Heilfasten erlaubt. Frisch gepresst und mit viel Wasser verdünnt. Erstaunlicherweise lockt mich Fruchtsaft nicht. Jedenfalls im Moment nicht. Meine Begierden sind nicht süß, sondern eher salzig. Ich war schon immer eine Frau, die lieber aufs Dessert als aufs Hauptgericht verzichtet. Was nicht heißt, dass Süßes mich per se nicht lockt. Einem Spaghettieis, einer leckeren Creme mit Beeren oder auch einem klassisches Tiramisu, Marzipan, Vollmilch-Nussschokolade oder Gummibärchen kann ich durchaus was abgewinnen. Aber wenn ich mich entscheiden müsste, dann eher für Spaghetti als für Spaghettieis. Am besten natürlich erst das eine, dann das andere. Leider gerade kein Thema. Weder das eine noch das andere. Kurz bemitleide ich mich eine Runde und frage mich, warum ich mir das antue. Dann schmerzt meine Schulter bei einer unbewussten Bewegung … und ich weiß es wieder. Ich will das Rheuma in den Griff kriegen. Will es wenigstens versucht haben. Wenn ich dafür fasten muss, dann tue ich es eben.

Ich fahre zum nächsten Supermarkt, um nach Gemüsesäften Ausschau zu halten. Ein Supermarktbesuch während des Fastens ist eine seltsame Angelegenheit. Ich schwanke gefühlsmäßig zwischen wahlloser Gier und leicht aufkommender Überheblichkeit. Ich denke, all das brauche ich nicht – und gleichzeitig will ich alles in den Einkaufswagen werfen. Kaufe mir frische Kräuter in Töpfen, mehrere Tomatensäfte, Karotten- und Gemüsesaft. Dazu ein paar Zitronen, diverse Kräutertees und ein wenig Ingwer. Gemüse für eine frische Brühe. Und Toilettenpapier. Die nette Frau an der Kasse schaut verwundert, sagt aber nichts zu meinem untypischen Einkauf. Auch ich verkneife mir jede Erklärung.

Als ich mit meinem ausgesprochen günstigen Einkauf wieder auf dem Parkplatz stehe, bin ich auf eine verrückte Art stolz. Ich habe widerstanden. Alles wäre verfügbar gewesen und ich habe es im Regal gelassen. Zu merken, man kann willensstark sein, ist ein sehr gutes Gefühl. So ähnlich wie nach dem Sport.

Heute steht ein erster Einlauf auf meiner To-do-Liste. Bisher habe ich, außer bei den Geburten meiner Kinder, noch nie einen Einlauf bekommen. Geschweige denn, mir selbst einen verpasst. Ich fahre nach dem Supermarktbesuch zur nächsten Apotheke, um mir einen Einlauf zu kaufen. Natürlich steht ein Mann hinter dem Tresen und mir ist mein Anliegen irgendwie peinlich. Ich weiß, dass es dem relativ jungen Kerl, der noch dazu ganz niedlich aussieht, wahrscheinlich mehr als egal ist, was ich, die Mittfünfzigerin kaufe, aber irgendwie geniere ich mich. Die Apotheke ist relativ voll und ich äußere mein Anliegen mit einer, für meine Verhältnisse sehr leisen Stimme. Die Rückfrage kommt prompt und in ordentlicher Lautstärke: „Wollen Sie ein Einmalklistier oder einen Klistierball oder eher Mini-Klistiere? Wir haben viele verschiedene Einlaufmöglichkeiten!" Jetzt habe ich die Aufmerksamkeit der gesamten Apotheke. In meinem Kopf läuft direkt ein kleiner Film ab. Was werden die Leute denken? Hat die Frau schlimme Verstopfung? Was stimmt denn bei der nicht?

Was würde ich denken? Ich merke, wie ich knallrot anlaufe und mich dafür schäme, dass ich mich schäme. Das ist ja nun echt kein unmoralisches Anliegen. Es ist nur ein Einlauf. Ein Klistier. Warum nur stelle ich mich so an? „Ich weiß es ehrlich gesagt nicht, es ist nicht für mich." Ich spreche jetzt um einiges lauter. Oh, mein Gott! Wie albern. Als ob mir das der Apotheker glauben würde. Mir hat mal eine Frau, die in einer Apotheke arbeitet, erzählt, dass es bestimmte Produkte gibt, die Menschen angeblich immer für andere kaufen: Fußpilzmittel, Hämorridencreme, Warzensalbe, Viagra, jegliche Potenzmittel und Ähnliches. Was ich für ein Geschiss mache. „Kann ich die unterschiedlichen Modelle mal sehen?", frage ich leise zurück. Der Apotheker präsentiert mir die Produktpalette. „Was würden Sie denn empfehlen?", frage ich den Mann. „Persönlich habe ich da keine Erfahrung, aber die Einmaleinläufe fertig abgepackt werden gern genommen und der Ball ist natürlich praktisch, wenn sie häufiger einen Einlauf machen wollen." Er hat mir das „Es ist nicht für mich" offensichtlich nicht geglaubt. Jetzt ist es auch egal. Ich nehme den Ball, der eher eine Art Pumpe ist, und die Einmalmodelle. Mikro und Makro. Irgendwas wird schon funktionieren. Ich will nur eins: schnell hier raus. Wie was funktioniert, wird ja in der Anleitung stehen.

Zu Hause nehme ich den unangenehmen Fastenprogrammpunkt direkt in Angriff. Für meinen ersten Versuch sieht mir das kleine Fertigklistier am angenehmsten aus. Es ist seltsam, sich selbst einen Einlauf zu verpassen. Aber es ist kein Hexenwerk. Ich lege mich auf den Badezimmervorleger, seitlich wie empfohlen, und dann ab damit. Nur so viel: Es sieht sicher sehr ulkig aus. Und auch garantiert nicht vorteilhaft. Aber es funktioniert. Und das sehr schnell.

Abends gönne ich mir einen Tomatensaft. Ich koche Wasser und mische es mit dem Saft. Streue Kräuter auf das Mischwerk. „Es ist eine Suppe, Susanne", sage ich mir wieder und wieder. „Verarsch mich nicht", antwortet mein Kopf, „es ist ein wässriger, warmer Tomatensaft, dem definitiv eine ordentliche Prise Salz fehlt!" Ich genehmige mir einen zusätzlichen zweiten Becher und die Wärme und der Geschmack tun mir gut. Besser als nichts ist es allemal. Ein zusätzliches Tässchen Wasser-Tomatensaft wird den Fastenerfolg ja nicht ruinieren. Trotzdem typisch, dass ich mich mit den vorgegebenen Mengen nicht zufriedengeben kann. Ich liebe Nachschlag. Ich bin eben keine Frau für kleine Portionen. Werde ich wahrscheinlich auf meine alten Tage auch nicht mehr. Gut, dass es keine Fastenpolizei gibt.

Übrigens

Immer noch 74 Kilo. Tag 2 scheint meinen Körper nicht sehr beeindruckt zu haben. Irgendwie gemein. Nichts gegessen außer dem bisschen Brühe und nichts verloren. Klammerspeck! Aber ich kann meinen Körper verstehen. Dann halt nicht sofort. Er hält gern fest, was er hat. Zeigt einen gewissen Geiz. Ich kann warten, geht mir durch den Kopf. Weitere 33 Tage wird er das kaum durchhalten! Manche müssen eben zur Großzügigkeit gezwungen werden! Wir werden sehen, wer auf der langen Strecke siegt!

TAG 4

73 Kilo zeigt die Waage. Werden wir durchs Fasten noch ganz „dicke" Freundinnen werden? Obwohl ich weiß, dass man in drei Tagen keine zwei Kilo Fett verliert, wahrscheinlich überhaupt kein Fett abbaut, bin ich euphorisiert. „Wehe, das sind Muskeln", drohe ich der Waage.

Eigentlich ist das mit dem Gewichtsverlust eine einfache und schnöde Rechenaufgabe. Man muss etwa 7.000 Kalorien einsparen, um ein Kilo Fett zu verlieren. 7.000 Kalorien. Ein Körper in meinem Alter und in meiner Gewichtsklasse verbrennt etwa 1.500 Kalorien im Ruhezustand. Das bedeutet, wenn ich einen Tag lang nur reglos wie eine Koralle auf der Couch rumliege, verbraucht mein Körper etwa diese Menge an Kalorien. (Das entspricht ungefähr den Kalorien von einer Pizza Salami mit einem Glas Apfelsaft. Ernüchternd

wenig.) So viel Energie braucht mein Körper, um seine Systeme aufrechtzuerhalten. Jede Bewegung erhöht den Energieverbrauch. Ich
bin bisher täglich gejoggt, habe also etwa 500 Kalorien zusätzlich auf
meiner Abrechnung. Das wären dann knapp 2.000 Kalorien. Rein
theoretisch müsste man ja die Kalorien abziehen, die man während
des Joggens liegend verbraucht hätte. Etwa 60 Kalorien pro Stunde.
Aber man muss es ja nicht übertreiben. Ungefähr kommt das jedenfalls hin. Das bisschen Brühe und Wasser-Tomatensaftsüppchen
haben über den Tag verteilt höchstens 250 bis 350 Kalorien. Gehen
wir von 300 aus, spare ich täglich etwa 1.700 Kalorien ein. Rein
rechnerisch würde der Verlust von einem Kilogramm so etwa vier
Tage dauern. Ich stelle große Rechnungen an: 35 Tage könnten somit etwa neun Kilo Gewichtsverlust bedeuten. Wow! Dann wäre ich
bei 66 Kilo. Allein der Gedanke beflügelt mich. Was für eine hübsche
Zahl! Mal abwarten und sehen, was die Realität so bringen mag. Am
Anfang geht es ja immer schnell, aber Fett kann sehr hartnäckig sein.
Ich weiß das nur zu gut.

Ich habe verdammt kalte Füße, aber Bombenstimmung. Drei Tage
lang habe ich nichts gegessen. Drei ganze Tage keinerlei feste Nahrung. Bin sehr, sehr stolz auf mich. Wer hätte das für möglich gehalten? Miss Superverfressen hat den Anfang geschafft. Die schlimmen
ersten Tage überstanden. Angeblich soll es ja ab jetzt ein Kinderspiel
sein. Aber kein Wunder, dass meine Füße kalt sind. Der Körper versucht, Energie zu sparen, und regelt erst mal die Temperatur runter.
Als ich morgens ungeahnt mit meinen kalten Füßen munter aus dem
Bett springen will, ist mir zudem ein wenig schwindelig. Muss mein
Kreislauf sein. Auch der fährt beim Fasten runter. Der Blutdruck sinkt
und schon deshalb kann es einem bei schnellem Aufstehen mal ein
wenig schwindelig werden. Ein Löffel Honig in den Tee kann helfen,
sagen meine schlauen Bücher. Das einzig Blöde: Ich mag keinen Honig. Habe ich noch nie gemocht. Das ich mal ein erlaubtes Lebensmittel freiwillig ausschlage, ist erstaunlich. Stattdessen probiere ich

es mit Wechselduschen, kalt und heiß, und bürste meinen Körper. Beides auch Empfehlungen, um den Kreislauf in Schwung zu bringen. Es klappt. Auch die Füße sind danach warm. Ein Schluck frisch gepresster Saft wäre auch eine Alternative gewesen.

Der Tag verläuft gut. Mein bester Tag bisher. Ich bin einfach gut drauf. Denke weniger an Essen als in den Tagen zuvor. Stimmt es also tatsächlich, dass man nur die ersten Tage überstehen muss? Ist das schon das Aufkommen des oftmals beschworenen Fastenhochs? Werde ich morgen wie auf Naturdroge durch die Wohnung tanzen? Habe ich tatsächlich die größte Hürde genommen? Mit dieser herrlichen Hoffnung schlafe ich ein.

TAG 5

Ich bin sehr erstaunt. Ich habe tatsächlich seit vier Tagen keine feste Nahrung zu mir genommen. Und das Verrückteste: Es geht mir verdammt gut. Geradezu unheimlich gut. Ich würde am liebsten durch die Welt laufen und allen davon erzählen. Rufe meine Mutter an. Sie findet mein Hochgefühl seltsam. „Das sind wahrscheinlich freigesetzte Hormone", sage ich. „Aha!", lautet ihre Antwort. Richtig überzeugt klingt das nicht. „Ich könnte das nicht, so gar nichts essen!", befindet sie, obwohl sie es ja noch nie probiert hat. „Doch, wenn ich es kann, kann es jeder!", antworte ich. Und genau davon bin ich inzwischen auch überzeugt. Es ist anscheinend machbar. Jedenfalls bis jetzt. In meiner Vorstellung war es sehr viel schlimmer. Ich hätte nie gedacht, dass ich es vier ganze Tage schaffen würde. Zu sehr dreht sich in meinem Leben vieles ums Essen. Aber es ist wirklich so: Die Vorstellung, nichts zu essen, ist bei weitem schlimmer, als tatsächlich nichts zu essen. So ist es ja bei vielem im Leben. Auch wenn Sie mir das nicht glauben werden: Es stimmt. Es ist nicht gerade ein Megavergnügen, ich will Sie ja nicht anschwindeln, es ist und bleibt ein großer Verzicht auf etwas Essenzielles, aber bei weitem nicht so drastisch und grauenvoll wie erwartet.

Apropos grauenvoll

Heute steht wieder mal ein Fastenhighlight auf meinem Programm. Abführen, die Zweite! Werde heute, um ein wenig Abwechslung in mein Abführprogramm zu bringen, mal den seltsamen Ball ausprobieren. Es ist eine Art handtellergroßer Ball mit, um es verständlich zu beschreiben, einem Einführstutzen. Wo der hinmuss, leuchtet ein. Aber wie füllt man den Ball? Lauwarmes Wasser soll hinein, aber der Stutzen ist entgegen meiner Erwartung nicht aufzuschrauben. Bin ich zu blöd, einen Klistierball zu benutzen? Habe ich mir absoluten Schrott andrehen lassen? Eine Gebrauchsanweisung hat das Teil nicht, wahrscheinlich weil jeder außer mir sofort weiß, wie man es zu handhaben hat. Ich halte die Öffnung des Stutzens unter den Wasserhahn und drücke auf dem Ball. Ja, es läuft Wasser hinein, aber es dauert ewig. Das hier soll ja keine Lebensaufgabe werden. Geduld ist nicht meine Stärke und ich nehme einen der vorgefertigten Einmaleinläufe. Immerhin, der klappt. Obwohl ich froh bin, dass niemand in dieser sehr demütigenden Haltung auf dem Badezimmerboden ein Foto von mir macht! Oder mich auch nur sieht.

Eines muss man sagen

Der Darm scheint ungeahnte Kapazitäten zu haben. Hätte nicht gedacht, dass nach fünf Fastentagen noch so viel zu holen ist … Ja, ich weiß, das ist kein sonderlich appetitliches Thema, aber es gehört beim Fasten dazu. Und seit dem Megabestseller *Darm mit Charme* ist es ja ein bisschen aus der Schmuddelecke raus. Verdauung ist ein Bestandteil des Lebens.

Übrigens

„72,5", sagt meine neue Freundin, die Waage. Ich biete ihr ganz spontan das „Du" an.

TAG 6

Was mir auffällt: Wer nicht isst, spart sehr viel Zeit. Nicht nur die Zeit, die man normalerweise essend verbringt. Auch all die Stunden, die man sonst im Alltag mit Nahrungsbeschaffung und Zubereitung beschäftigt ist, fallen weg. Kein Planen, kein Einkaufen, kein Kochen, kein Schnippeln, kein Wegräumen. Es langt, Brühe auf Vorrat zu kochen beziehungsweise Gemüsesaft zu pressen oder wie ich zu kaufen. Ich gestehe, dass ich neben meiner Verfressenheit einen fatalen Hang zur Faulheit habe – und der Tomatensaft schmeckt mir. Netter Nebeneffekt: Die Küche sieht picobello aus. Fast so, als würde sie einen gepflegten ausdauernden Winterschlaf halten.

Man spart allerdings nicht nur Zeit, sondern auch eine Menge Geld. Nahrung ist teuer, fällt mir mal wieder auf. Selbst in einem Einpersonenhaushalt. Fasten ist also eine fantastische Sparmaßnahme. Ein weiteres Plus des Fastens.

Nächste Woche kommen meine Kinder zu Besuch und da wird es mit Sicherheit sehr viel schwieriger werden. Ich kann schlecht erwarten, dass sie aus lauter Solidarität auch nichts essen. Zumal beide sehr schlank sind. Und pupsgesund. Zum Glück. Ich hoffe, ich bin bis dahin schon so im Fastenmodus oder -rausch, dass es mir rein gar nichts ausmacht, von Nahrung umgeben zu sein. Denn auch meine Kinder haben mein Essensgen. Sie lieben Essen. Gutes Essen. Ein voller Kühlschrank kann sie in einen regelrechten Glücksrausch versetzen. Ich finde das schön. Sie haben beide ein sehr entspanntes Verhältnis zum Essen. Sie hören auf, wenn sie satt sind. Etwas, was ich auch wieder lernen möchte.

Ich freue mich auf ihren Besuch, weiß aber um die Herausforderung. Ich werde mit Essen in Berührung kommen. Es wird nach Essen riechen. Hier wird gekocht werden. Und gegessen! Nur leider nicht von mir ... Das macht mir ein bisschen Angst. Werde ich diese Herausforderung meistern können?

Ach, eins noch

Da bietet man der Waage das „Du" an und sie zeigt sich undankbar. Weiß das kein Stück zu würdigen. Wieder 72,5 Kilo. Genau wie gestern. „2,5 Kilo in fünf Tagen, das ist doch was", tröste ich mich über die Stagnation hinweg. Im Schnitt ein Pfund pro Tag. Das ist mehr als erwartet und auch nicht wirklich realistisch. Habe im Netz gelesen, dass man als Frau etwa 200 bis 400 Gramm täglich beim Fasten verlieren kann. Männer 400 bis 600. Bei beiden Geschlechtern: Am Anfang mehr, später weniger. Für die Motivation ist der hohe Anfangsverlust natürlich gut. Über Gerechtigkeit an dieser Stelle zu jammern bringt leider überhaupt nichts. Davon mal abgesehen bringt Jammern über Ungerechtigkeit generell nicht so wahnsinnig viel. In diesem Fall ist es sowieso reine Biologie. Männer nehmen einfach schneller ab. Sie haben mehr Muskulatur und schon dadurch einen höheren Grundumsatz. Was Gehalt und Gewicht angeht, wäre ich gern ein Kerl.

TAG 7

Immer noch 72,5. Ziehe das „Du" zurück. Dann halt kein nettes Verhältnis. Wer nicht will, der hat schon. Das gilt auch für bockige Geräte. Komme mir allerdings trotz der gemeinen Waage schon erschlankt vor. Habe das Gefühl, dass mein Bauch flacher ist als sonst. Flach ist immer noch ein wenig zu positiv formuliert und mit Sicherheit kein Wort, das neutrale Betrachter mit meinem Bauch assoziieren würden, aber im Vergleich zu vorher wirkt er flacher. Schade, dass ich keine Bilder gemacht habe. Lege mich noch mal aufs Bett und ziehe den Bauch ein. Taste nach meinen Hüftknochen. Sie sind noch da, aber anscheinend zu schüchtern, um sich zu zeigen. Ihr werdet zum Vorschein kommen, egal was ihr tut! Ich weiß genau, dass ihr existiert. Und es gab Zeiten, da wart ihr nicht ganz so scheu. Ich sitze am längeren Hebel, ihr werdet schon sehen!

Heute Abend ist eine Woche rum. Eine Woche ohne Nahrung. Ich habe viel geschrieben und Sport getrieben. War heute eine gute Stunde auf dem Crosstrainer, der sicherlich verwundert ist, dass er nicht mehr als Kleiderständer dienen muss. Trotzdem bin ich noch immer voller Energie. Ich weiß gar nicht, wohin damit. Das erstaunt mich. Der Körper kann anscheinend wirklich seine Reserven mobilisieren. Ich bin energetischer als mit Essen im Bauch. Noch immer erscheint mir das wie ein kleines Wunder.

Aus einem plötzlichen Impuls heraus beginne ich meine Küchenschränke auszuräumen und putze und wische, als gelte es einen Wettbewerb zu gewinnen. Ich räume den Kühlschrank aus, reinige selbst die Gummileisten an der Seite und miste anschließend direkt mal das Geschirr aus. Da hat sich im Laufe der Jahre und Jahrzehnte einiges angesammelt. Ich bin fast erschrocken über mich selbst. Über diesen unglaublichen Tatendrang. Wie im Wahn schrubbe ich. Selbst die Fußleisten nehme ich mir vor. Nach vier Stunden zeige ich erste Ermüdungserscheinungen und meine Küche funkelt geradezu. So sah die seit Ewigkeiten nicht mehr aus. Mache stolz Fotos von den aufgeräumten Hängeschränken (selbstverständlich habe ich auch auf den Schränken gewischt!) und schicke die Fotos meinen Kindern. Erstaunte Reaktion. Mein Sohn schreibt: „Bist Du krank? Geht es Dir schlecht? Muss ich mich sorgen?" Meine Tochter schickt nur ein fassungslos dreinblickendes Emoji und ein paar Fragezeichen. Ich kann sie verstehen. Es geht mir ja ähnlich. Ich habe einen unbändigen inneren Drang aufzuräumen, der mich im Allgemeinen eher selten überfällt – und das ist noch optimistisch formuliert.

„Ganz normal!", lese ich in diversen Fastenblogs. Ausmisten scheint vielen ein Grundbedürfnis in der Fastenzeit zu sein. Der Küche hat es definitiv nicht geschadet. Wo könnte ich weitermachen, denke ich trotz meiner aufkommenden Müdigkeit. Es ist zu spät, morgen ist auch noch ein Tag, entscheide ich. Das ist ja schon fast manisches Verhalten. Ich bin mir selbst ein wenig unheimlich.

Ich trinke einen Wasser-Tomatensaft mit ordentlich gehackter Petersilie auf meine Leistung, proste mir selbst euphorisch zu und gehe ins Bett. Als ich mit Wärmflasche an den Füßen im Bett liege, fällt mir auf, dass ich heute – obwohl ich Lebensmittel aus Schränken aussortiert habe – keinerlei Essensgelüste hatte. Hurra! Es läuft. Es könnte tatsächlich funktionieren mit mir und dem Fasten.

TAG 8

Eine Woche habe ich geschafft. Stoße mit mir selbst darauf an. Mit einem schönen, heißen Pfefferminztee mit ein paar zusätzlichen Minzeblättchen. Besondere Momente erfordern besondere Maßnahmen. Ich hätte nicht für möglich gehalten, dass ein Glas Pfefferminztee ein wahrer Genuss für mich sein kann. Ich trinke ihn in aller Ruhe und setze mich dann an den Schreibtisch, um mein tägliches Pensum zu schreiben. Das Arbeiten klappt gut.

3,5 Kilo sind weg. Davon sind mit Sicherheit mindestens zwei Kilo Wasser. Oder Wasser und Darminhalt. Auch der wiegt ja. Egal. Ans Fett geht es erst jetzt so langsam. Ich habe Zeit, noch ausreichend Speck und immer noch herausragend gute Laune. Ich fühle mich wie unter Drogen. Geradezu berauscht. So als wären in meinem Tee irgendwelche Stimmungsaufheller. Wiege heute 71,5.

Gewichtsverlust ist ein großer Motivator. Noch besser ist die große Hoffnung, dass auch mein Rheuma in Bedrängnis gerät. Wie toll wäre es, die Schmerzen los zu sein. Während ich darüber nachdenke, merke ich, dass ich meinen Arm viel besser bewegen kann. Tut sich da schon was? Fasten, so das Versprechen, fährt die Entzündungswerte im Körper runter. Ich hoffe, mein Rheuma damit nachhaltig beeindrucken zu können. Es macht den Eindruck, als wäre dieses Unterfangen aussichtsreich. Sollte ich durchs Fasten tatsächlich ähnliche Effekte wie mit Cortison erzielen können – und das ohne Nebenwirkungen –, wäre das ein ausgesprochen fairer Deal. Vor allem hoffe ich, dass die Wirkung, sollte sie tatsächlich eintreten und nicht nur eine Illusion oder der Placeboeffekt sein, von einer gewissen Dauer ist. Ich will ja nicht ständig fasten. Dafür liebe ich das Essen viel zu sehr. Zu wissen, dass der radikale Verzicht zeitlich begrenzt ist und mir danach die gesamte Welt des Essens wieder offensteht, macht alles erträglicher.

Am späten Nachmittag nehme ich mir mein Badezimmer vor. Es kann die Küche zwar nicht sehen, aber trotzdem, es soll ja kein Neid aufkommen. Außerdem: Irgendwohin muss der Aufräumdrang ja. Ich bin entsetzt über die Mengen an Kosmetika, die ich besitze. All das Zeug für nur einen Körper und ein Gesicht! Was für ein Geld hier rumsteht! Sortiere massenweise aus. Wasche meine Pinsel. Schrubbe Fugen. Ich bin im Putzrausch. Frage mich, wie lange Mascara, Lidschatten, Make-up und Co. eigentlich haltbar sind. Ich scheine eine wahre Hamstermentalität zu haben. Wozu braucht man vier Augenbrauenstifte, wenn man nur zwei Augenbrauen hat? Fünf Lidschattenpaletten, die ich so gut wie nie benutze. Schon weil man in meinem Alter und mit noch Original-Lidern nicht mehr so viel Fläche hat, um ihn aufzutragen. Beschließe, in nächster Zeit keinesfalls noch irgendeine Haarkur, eine Bodylotion oder Lidschatten zu kaufen. Ich horte Vorräte, mit denen ich eine Mädchenklasse versorgen könnte. Leider war ich immer schon anfällig für „neue" Produkte und ihre Versprechen. Erschwerend kommt dazu, dass ich aus beruflichen Gründen öfters von einer Visagistin bearbeitet werde – und wenn die mir irgendwas empfiehlt, renne ich danach wie ferngesteuert in die nächste Parfümerie, um mir das empfohlene Teil zu kaufen. Reflexartig geradezu. „Damit ist jetzt Schluss, Susanne!", sage ich mir. Drei Stunden brauche ich, um eine neue wunderbare Ordnung zu schaffen.

Auch mein Kleiderschrank könnte eine solche Radikalausmisttour gut vertragen. „Du bist am Ende der Fastenzeit dran", vertröste ich ihn. Dann werde ich in Ruhe anprobieren und schon jetzt bin ich gespannt, was dann vielleicht wieder passen könnte. In den nächsten

Tagen werde ich mich um den Keller kümmern. Der Mensch braucht Aufgaben – und der Keller kann jede Zuwendung vertragen. Habe das Gefühl, ich kann das Sperrgebiet mit den Vorräten jetzt betreten, ohne allzu sehr in Versuchung zu geraten.

TAG 9

Habe heute einen ziemlich fiesen Geschmack im Mund. Und meine Zunge ist schrecklich belegt. Gut, dass ich momentan nicht amourös engagiert bin. Ich wollte mich jetzt nicht küssen! Ich hauche mir mehrmals selbst in die Hand. „Kauen Sie ein wenig Petersilie, saugen Sie einen Zitronenschnitz aus und schrubben Sie Ihre Zunge", lauten die einschlägigen Empfehlungen. „Kaufen Sie sich einen Zungenschaber." Angeblich soll die verfärbte Zunge ein Zeichen für die laufende Entgiftung des Körpers sein. Es gibt allerdings Stimmen, die sagen, das sei kein wirklicher Beleg dafür, sondern ganz normal, wenn man eben nicht isst. Da der Körper sich im Zustand der Ketose befindet – der Stoffwechsel kann sich nicht mehr aus Kohlenhydraten bedienen (es sind ja keine mehr da!) –, schaltet er um und dadurch entstehen Ketonkörper und Aceton. Die Ketose selbst ist ein Stoffwechselzustand. Vereinfacht gesagt: Dem Körper fehlt seine Hauptenergiequelle Glucose und er ist clever und switcht um. Jetzt bedient er sich aus den Fettspeichern. Dadurch entstehen sogenannte Ketonkörper. Die führen dazu, dass man eben schnell mal ein wenig müffelt. Egal was der Grund ist, es ist normal beim Fasten und das beruhigt mich. Nichtsdestotrotz aber irgendwie eklig. Ich putze geradezu zwanghaft meine Zähne, gurgle mit Mundwasser und reinige die Zunge. „Ich kann nichts riechen!", beruhigt mich eine Freundin. Uff. Hoffe, sie wollte nicht nur höflich sein.

Wieder 71,5 Kilo. Abnehmen kann mein Körper anscheinend nur schubweise. Heute kratzt es mich allerdings nicht. Wenn nicht heute, dann morgen oder übermorgen. Die Ente kackt hinten. Abgerechnet wird zum Schluss, heißt das in höflich übersetzt. Vielleicht ist das auch der Grund, warum manche sich nur zu Fastenbeginn und am Ende wiegen. Aber ich bin zu ungeduldig und zu neugierig, um das durchzuhalten. Außerdem empfinde ich die Abnahme auch als Motivation. Obwohl sie niemals der Anlass für diesen Versuch war. Sie ist ein zusätzlicher Kick. Ein Bonus. Wie früher die B-Seite einer Hit-Singleschallplatte. Der Körper kann ja gar nicht anders, als Reserven anzuknabbern. Von irgendwas muss er ja leben. Zwicke in meinen Oberschenkel und merke: Reserven sind noch ausreichend vorhanden. „Nimm hiervon", sage ich meinem Körper – und: „Lass mir die Brüste. Bitte."

TAG 10

71,0 Kilo. Ekstase. Ich näher mich tatsächlich der 60. Eine „6" als Zehnerstelle vorne stehen zu haben ist für mich großartig. Noch etwa eine Woche und dann müsste ich rein rechnerisch bei 69 sein. Auf jeden Fall habe ich schon jetzt einen Body-Mass-Index im normalen Bereich. Gut, im oberen normalen Bereich. Aber das ist ein kleiner Vorteil des Alters: Ein etwas höherer BMI ist durchaus gestattet. Also alles bestens. Es läuft. Davon mal abgesehen: Ich habe definitiv weniger Schulterschmerzen! Juchhu! Trommelwirbel!

Gönne mir aus lauter Freude zum Mittagessen heute mal den Karottensaft. Selbstverständlich verdünnt mit heißem Wasser. Endlich mal eine andere Farbe im Suppenteller! Obwohl ich Karotten sehr mag und auch frisch gepressten O-Saft mit Karotte gemischt (oder Apfelsaft mit Karottensaft), bin ich erstaunt, wie wenig mir der heiße Karottensaft schmeckt. Dagegen sind die Brühe und der Tomatensaft ja fast schon Delikatessen. Schade. Auch für Rote-Beete-Saft kann ich mich nicht erwärmen. Obwohl ich Rote Beete mag. Seltsam. Sauerkrautsaft habe ich gar nicht erst gekauft. Den habe ich vor Jahren mal probiert und allein die Erinnerung reicht mir aus. Aber selbst diese kleinen kulinarischen Enttäuschungen können meine gute Gesamtstimmung nicht trüben. Dann eben Brühe und verdünnter Tomatensaft. Abwechslung wird überschätzt! Ab und an trinke ich auch einen Schluck frisch gepressten Saft.

Fasten macht mir momentan gute Laune. Ich habe das Gefühl, geradezu gedopt zu sein. Mein Umfeld findet mich fast zu gut drauf. „Du bist ja wie auf Droge!", befindet eine Freundin. „Das ist ja nachgerade unheimlich! Irgendwie auch anstrengend, weil man sich im Vergleich so lahm vorkommt!", fügt sie noch hinzu. Vielleicht liegt es an der vielzitierten Hormonausschüttung, die der Körper angeblich aus evolutionären Gründen veranlasst, wenn er nichts zu essen bekommt. Eine Form des Schutzmechanismus, damit man noch die Energie und Muße hat, um sich raus auf Nahrungssuche zu begeben. Aus welchem Grund auch immer ich in dieser Stimmung bin, ich genieße sie. Fühle mich wie gedopt. Auch das Fasten fällt so sehr viel leichter. In meiner Lieblingsfastendoku *Fasten und Heilen – Altes Wissen und neueste Forschung* auf Arte, die ich mir immer mal wieder anschaue, heißt es, Hunger kann heilen. Nicht nur körperliche Beschwerden. So wird in der Dokumentation behauptet: „Beim Fasten lässt sich ein psychostimulierender, ein antidepressiver Effekt beobachten. Zudem hat das Fasten auch einen sedativen, beruhigenden Effekt." Und das alles für lau. Mal ehrlich, das ist doch wirklich verblüffend. Andere zahlen für solche Ergebnisse eine Menge Geld.

TAG 11

Das Beste heute Morgen: Meine Hüften haben keinerlei Schmerzen mehr und selbst der rechten Schulter scheint es sehr viel besser zu gehen. „Vielleicht ist das ein Placeboeffekt. Du hast keine Schmerzen, weil du an die Wirksamkeit des Fasten glaubst!", meint eine Freundin. Natürlich ist das eine Möglichkeit und wenn es so wäre, wäre es auch gut. Ich bin selbst extrem unsicher, ob schon ein zehntägiges Fasten solche Wirkungen erzielen kann. Aber angeblich ist Fasten stark entzündungshemmend. Ich bin keine Medizinerin und kann das deshalb wissenschaftlich nicht beurteilen. Ich kann aber die Daten- und Studienlage checken – und die erscheint eindeutig. Was immer es ist, es ist toll. Ich laufe hüftschwingend durchs Haus. Bin kurz davor, mich zu einem Salsa-Kurs anzumelden. Keine Schmerzen zu haben ist fantastisch. Komisch, dass man das erst zu schätzen weiß, wenn man mal welche hatte. Nehme mir vor, in Zukunft dankbarer zu sein, was das Thema Gesundheit angeht. Es zu würdigen, wenn es mir gut geht.

Heute ist ein Tag, an dem ich mir – sehr bescheiden, ich weiß – die ganze Zeit selbst auf die Schulter klopfen könnte. Ich bin so unsagbar stolz auf mich. Ich kann etwas durchhalten. Ich bin nicht willenlos. Ich kann diszipliniert sein. Vom Arbeiten her wusste ich das. Aber dass ich tatsächlich für einen längeren Zeitraum auf Nahrung verzichten kann, überrascht mich jeden Tag aufs Neue. Ich kenne Verzicht natürlich von diversen Diäten, aber so gar nicht zu essen ist eine völlig neue Erfahrung. Eine gute. Vor allem weil ich es mir sehr viel schlimmer vorgestellt habe. In meinen Gedanken war nicht zu essen etwas absolut Unvorstellbares. Worst Case sozusagen. Umso überraschter bin ich jetzt. Ehrlich gesagt, ist es gar nicht besonders schlimm ... Okay, ich will jetzt auch nicht übertreiben ... Es gibt Momente, da würde ich für ein reich belegtes Brot töten. Würde gern Menschen, die in meiner Nähe essen, ihren Hamburger aus der Hand reißen. Bin beim Duft aus einer Bäckerei kaum zu halten. Will auf fremde Teller greifen. Vor allem weil ich intensiver rieche – meine ich zumindest. Gerade so, als würde das Fasten die Sinne schärfen.

Aber die Momente der Gier sind kurz. Sie blitzen auf und wenn man es schafft, sie zu ignorieren, verschwinden sie wieder. Essen wird zu etwas Abstraktem. Etwas, was ich gern tue, aber worauf ich offensichtlich eine Zeitlang verzichten kann, ohne allzu sehr zu leiden. Essen ist derzeit eine sehr positive Erinnerung. Inzwischen gibt es Stunden, in denen ich gar nicht an Essen denke. Nicht mal an Essen, das ich gern essen würde, wenn ich denn dürfte. Das fühlt sich gut an. Frei zu sein von diesen Begierden, die sonst so oft in meinem Kopf rumschwirren. Die mich zwischendrin überfallen, in Phasen der Langeweile oder wenn es mir mies geht. Zu merken, man kann sich anders belohnen oder trösten oder beschäftigen. Nicht immer muss Essen die Lösung sein. Natürlich weiß ich das theoretisch auch, ohne zu fasten, aber die Theorie und die Praxis sind eben zwei Paar Schuhe ...

Wenn ich – wie immer mal wieder – kurze Momente habe, in denen ich wahnsinnig Lust auf Essen habe, sage ich mir: „Jetzt nicht. Heute jedenfalls nicht. Aber bald wieder. Es ist nicht für immer." Fasten ist eine temporäre Angelegenheit. Es geht ja vorbei. Ist endlich. Dieser Gedanke macht die Sache sehr viel leichter.

Heute

70,8 Kilo. Kein Quantensprung, aber ein winziger Schritt in die richtige Richtung und an einem Tag wie heute, frei von Schmerzen, wirklich absolut nebensächlich.

TAG 12

„Deine Haut sieht so schön aus!", begrüßt mich mein Ex Gert, als er zu Besuch kommt. Er will alles übers Fasten wissen. „Klingt gut und sieht definitiv gut aus!", meint er. „Du hast auch schon abgenommen, oder?", will er wissen. Ich nicke und freue mich. Es ist schön, eine solche Bestätigung zu bekommen. Vor allem weil er einer der wenigen ist, die mich nicht für komplett bekloppt halten. Ganz im Gegenteil. Er findet das mit dem Fasten eine richtig gute Idee und zieht in Erwägung, es selbst auch einmal auszuprobieren. Am meisten fasziniert ihn der prognostizierte therapeutische Heileffekt. „Einleuchtend", meint er und bestärkt mich dadurch noch mehr. Die meisten anderen Menschen hingegen sind mehr als nur skeptisch, was das Thema Fasten angeht. Ich kann es verstehen, schließlich hätte ich vor wenigen Wochen auch nur mit den Augen gerollt.

Gert ist hier, weil unsere Kinder heute kommen und wir als Eltern gemeinsam mit ihnen „essen" wollen. Das heißt: Die drei wollen essen und ich werde zusehen. „Wenn ich es nicht aushalte, gehe ich in der Zeit spazieren!", rede ich mir gut zu. Man muss sich ja nicht unnötig quälen. Das wäre ja schon fast eine milde Form des Masochismus. „Ich kann einkaufen und kochen!", bietet mein Ex an. Er ist halt ein netter Mann. Ein guter und sinnvoller Vorschlag, den ich dankend annehme. Ich weiß einfach nicht, ob ich das schaffen könnte, und man muss die Herausforderung ja nicht überstrapazieren.

Es wird trotz Nahrungsverzicht ein lustiger Abend. Ich schütte Unmengen von Tee und Wasser in mich rein. Meine Kinder sind erstaunt: „Dass du hier sitzt und nicht isst, ist schon komisch!", meinen sie. Sie kennen mich halt als sehr ambitionierte Esserin. Komisch finde ich es inzwischen nicht mehr, ich habe mich ein wenig an das Nichtessen gewöhnt, aber es ist doch um einiges schwerer als gedacht. Essen nur zu sehen ist das eine, Essen zu riechen das andere. Und das hier riecht verdammt gut. „Willst du mal ein bisschen probieren? Das kann doch nicht schaden? So ein Häppchen macht doch nichts!", bietet mir meine Familie an. Ich zögere. Die Versuchung ist groß. Größer als in den letzten Tagen. Das Essen ist so nah. Greifbar. Verfügbar. Verlockend.

Trotzdem: Ich lehne ab. Der Gedanke ist wunderbar und mir läuft das Wasser im Mund zusammen, ich habe fast schon Angst zu sabbern. Aber ich kenne mich einfach zu gut. Wenn ich den Geschmack erst mal im Mund habe, will ich mehr. Und noch mehr. Und dann noch mehr. Und dann ist es für mich gelaufen. Bei mir verläuft es immer nach ähnlichen Mustern: Nur noch dieses kleine Stückchen Schokolade und plötzlich ist es die ganze Tafel. Und weil es dann ja eh egal ist (eine bizarre Logik, ich weiß!), haut man sich danach – weil man so einen irre süßen und klebrigen Geschmack im Mund hat – noch ein paar Nüsse rein. Weil der Tag kalorientechnisch sowieso versaut ist, macht man munter weiter mit dem Gefutter. Nach dem Motto: „Jetzt ist alles egal. Morgen ist ein neuer Tag für neue gute Vorsätze."

Aber das ist nicht der alleinige Grund. Vielleicht könnte ich in meiner momentanen Verfassung tatsächlich stark bleiben und nur ein winziges Löffelchen probieren. Vielleicht. Sicher bin ich natürlich nicht. Aber jetzt zu essen würde vor allem meinen Magen und Darm irritieren. Wenn man kaut und ein wenig Nahrung unten im System landet, läuft alles an. Allein das Kauen signalisiert dem Magen, dass da jetzt etwas kommt. Magensäfte werden produziert. Wenn dann nichts kommt, ist er – ein bisschen zu Recht, wie ich finde – schnell mal beleidigt und reagiert mit Knurren und Hungergefühlen. Das will ich mir und dem Magen nicht zumuten. Obwohl ich ahne, wie lecker alles schmeckt. „Du erschwerst dir mit einem kleinen Bissen alles!", bin ich streng mit mir. „Du hast zwölf Tage geschafft, bald ist schon Halbzeit, das wäre ja, als würde man beim Marathon schon kurz vor der Halbmarathonmarke aufgeben. Nein." Mein Respekt vor Menschen, die fasten, während sie einen Haushalt versorgen und ihre Familie bekochen, wächst ins Unermessliche. Denen geht das ja rund um die Uhr so. Sie fasten quasi inmitten von Lebensmitteln. Wirklich: Hut ab für diese Disziplin und Willensleistung.

Ich glaube, es ist eine Art Schalter im Kopf. Den muss man finden und umlegen, um das Fasten zu meistern. Und sich immer wieder selbst sagen, was man im Gegenzug für die Willensstärke bekommt. Es ist eben nicht nur Verzicht, sondern auch Gewinn. Fasten ist definitiv hauptsächlich Kopfsache.

Mache mir einen Tomatensaft warm und streue großzügig Kräuter drauf. Setze mich dann damit wieder an den Tisch. „Jeder wie er mag!", meint meine Familie. Aber sie zollen meiner Disziplin Respekt und das beflügelt mich. „Ich könnte das nicht!", meint mein Sohn. Hätte ich auch immer gedacht. Aber der Mensch wächst mit seinen Aufgaben und dass man mehr aushalten kann, als man je dachte, gibt einem einen richtigen Push. Erlebte Willenskraft fördert auch das Selbstbewusstsein. Innere Stärke zu erleben kann glücksbringend sein. Gehe sehr zufrieden ins Bett. Ich kann anderen beim Essen zusehen. Kann es aushalten. Lobe mich im Stillen.

Übrigens

70,5 Kilo. Damit hat mich meine Waage heute Morgen begrüßt. Ganze 300 Gramm seit gestern. Langsam, aber sicher. Stetig. 200 bis 300 Gramm sind erwartbare Ergebnisse, wenn man nichts zu sich nimmt. 300 Gramm hört sich nach wenig an, aber ein durchschnittlich großer Apfel wiegt etwa 200 Gramm. Eineinhalb Äpfel, das ist doch schon was. An einem Tag. Ich bin zufrieden.

TAG 13

70,5 Kilo. Und das, obwohl ich gestern mal wieder eine ganze Stunde gelaufen bin und beim Essen brav zugeschaut habe. „Nicht undankbar sein", rufe ich mich zur Ordnung, immerhin sind schon 4,5 Kilo weg.

„Das ist ja alles schön und gut. Klar nimmt man rasant ab, wenn man nichts isst, aber der Jo-Jo-Effekt steht schon bereit und lauert! Du wirst nachher mehr wiegen als je zuvor!", unterbricht eine Freundin meine morgendliche Telefonschwärmerei übers Fasten. „Das hast du alles ganz schnell wieder drauf, Jo-Jo ist inklusive!", legt sie noch mal in ziemlich harschem Ton nach. Insofern ist das echt irgendwie Schwachsinn. Das musste ich dir mal sagen!" Wie ermutigend! Wie nett! Wieso musste sie mir das sagen? Ein wahrer Motivationsschub am Morgen. Man muss meine neu erwachte Fastenliebe nicht teilen, aber manchmal kann man andere auch einfach mal machen lassen – selbst wenn man ausgesprochen skeptisch ist, was das Thema angeht. Es ist legitim, Bedenken zu äußern, aber das, was ich mir da anhören muss, ist richtiggehend demotivierend. Ich habe das Gefühl, mich rechtfertigen zu müssen. Etwas, was beim Fasten häufiger vorkommt.

„Wie kommst du denn darauf?", frage ich zunächst vorsichtig nach. „Der Stoffwechsel fährt in den Keller und nach dem Fasten bleibt er da unten und du legst schon zu, wenn du nur ein Scheibchen Knäckebrot extra isst. Also für mich wäre das nichts! Das ist schlimmer als bei jeder Diät!" Ich versuche zu widersprechen. Nach den meisten Diäten nehmen Menschen wieder zu. Das ist ein altes Thema, das ich aus eigener Erfahrung nur zu gut kenne. Aber nicht, weil da draußen im Universum ein bösartiger Jo-Jo-Effekt lauert, der nur darauf wartet, uns zu mästen – und voller Gehässigkeit um die Ecke kommt, sobald wir wieder essen. Nein. Weil man insgeheim so erleichtert ist, wieder essen zu dürfen, greift man nach einer Kalorienbeschränkung gern ordentlich zu. Oft isst man mehr als zuvor und da hat man, wenn man zu viel gewogen hat, ja auch schon zu viele Kalorien zu sich genommen. Sonst wäre man ja nicht „aufgespeckt". Von nichts kommt bekanntlich auch nichts. Außerdem verbraucht der Körper nach der Abnahme bei weniger Gewicht eben auch weniger Kalorien. Dünnere Menschen brauchen weniger Kalorien als dickere. Diesen neuen Energiebedarf gilt es leider zu beachten. Das ist gemein, aber normal. Jemand mit 65 Kilo hat einen anderen Grundumsatz als jemand mit 95 Kilo. Jemand mit mehr Muskulatur hat einen höheren Grundumsatz als eine völlig untrainierte Person. Männer haben per se einen höheren Grundumsatz, weil sie einfach mehr Muskulatur haben.

„Jaja", sagt sie, „das weiß ich doch alles, aber dein Stoffwechsel ist nach dem Fasten ruiniert. Der Körper ist danach auf Hunger gepolt. Ich habe von Leuten gehört, die schon bei weniger als 500 Kalorien am Tag zunehmen! Eben weil sie sich alles durch ihre dummen Diäten kaputtgemacht haben. Und Fasten ist ja die krasseste Form. Da macht es doch viel mehr Sinn, ein bisschen kräftiger zu bleiben."

Ich gebe auf. Es gibt niemanden, der bei weniger als 500 Kalorien am Tag nicht abnimmt. Selbst sehr, sehr kleine und sehr, sehr zarte Frauen haben einen Grundbedarf, der weit darüberliegt. Es ist eigentlich – wie schon erwähnt – eine einfache Rechenaufgabe. Wer weniger zu sich nimmt, als der Körper braucht, wird abnehmen. Im Zweifelsfall ist es nicht unser Stoffwechsel, der uns dick macht, sondern unser ganz eigenes Essverhalten. Der Stoffwechsel ist aber natürlich eine geradezu perfekte Ausrede. Dafür kann man ja nichts, hier unterliegt man ja dem geheimen, mysteriösen, undurchschaubaren, unüberwindbaren und fiesen Stoffwechsel. Das ist natürlich angenehmer, als zugeben zu müssen, dass man leider selbst schuld ist. Viele Menschen sagen, dass sie so gut wie nichts essen, aber nichts abnehmen. Und dann kommt der Stoffwechsel ins Spiel und wird zum Sündenbock. Oft macht man sich damit etwas vor und rechnet sich die tägliche Kalorienaufnahme gern schön: Vergisst den kleinen Happen hier und den kalten Rest Spaghetti der Kinder und das Laugencroissant auf dem Weg zur Arbeit. Dazu dann noch drei Latte macchiato, die man zwischendurch in sich reinschlürft. Man kalkuliert über den Daumen gepeilt, wiegt nicht ab und schätzt grob. Zumeist zu gering. Allein ein Esslöffel Olivenöl hat 120 Kalorien. Und wer denkt darüber schon nach, wenn man wie ich das Öl direkt aus der Flasche über den Salat kippt? Mein Speck kam nie vom Stoffwechsel. Den habe ich mir selbst zu verdanken. Ich habe einfach zu viel gegessen.

Ähnlich ist es mit dem Sport. Eine Menge Leute glauben, dass sie nach einer halben Stunde moderatem Sport einiges an Kalorien guthaben, und genehmigen sich zur Belohnung gern mal ein Zusatzhäppchen. Schließlich haben sie ja Sport gemacht. Das muss belohnt werden. All diese Anstrengung, das Geschwitze. Leider ist die Menge an verbrauchten Kalorien oft nicht annähernd so hoch wie gedacht. Eher sogar ziemlich ernüchternd niedrig. Eine Stunde schnelles Joggen verbraucht je nach Körpergewicht etwa 600 Kalorien. Das klingt großartig, aber mit einer halben Tüte Cashewnüsse hat man die locker drin. Und mal ehrlich: Wer schafft es, nur eine halbe Tüte Cashewnüsse zu essen? Dummerweise hat auch gesundes Essen oftmals ordentlich Kalorien. Man muss gar keine Currywurst mit Pommes essen. Schon eine mittelgroße Avocado hat in etwa 300 Kalorien. Ja, auch das gehört auf die „Ist aber echt ungerecht"-Liste. Aber es ist dummerweise wahr. Wer zunimmt, isst zu viel oder das Falsche. Oder beides.

„Aber manche essen einfach zu wenig, da kann man nicht abnehmen!", legt meine Freundin noch mal nach. „Weil der Stoffwechsel dann nicht mehr funktioniert! Und man im Hungermodus feststeckt. Und statt abzunehmen, nimmt man von den kleinsten Mengen schon zu!" Ich empfehle ihr das Buch von Dr. Nadja Hermann *Fettlogik überwinden*, das sich diesem Thema ausführlich annimmt. „Ich habe davon aber schon oft gelesen. Dass sich Menschen mit einer Diät ihren Stoffwechsel ruiniert haben!", bleibt sie beharrlich. Ich erspare mir den Satz, dass nicht alles, was geschrieben wird, stimmen muss. Natürlich darf jeder glauben und für richtig halten, was er oder sie will, aber ein wenig gesunder Menschenverstand ist manchmal durchaus hilfreich. Ich bin ein bisschen bedient und sage nur noch: „Wir werden sehen!"

Man muss nicht immer einer Meinung sein und da draußen kursieren etliche Diätmythen, die auch munter immer wieder verbreitet werden. Aber mal ehrlich: Manchmal kann man, wenn man denn keine Ahnung hat, auch einfach mal die Klappe halten.

TAG 14

Ich schlafe extrem unruhig. Und ich esse. Berge von Nahrung türmen sich vor mir auf. Zunächst greife ich nur sehr verhalten zu, esse mich dann aber in einen richtiggehenden Rausch. Zwischendrin denke ich ständig: Ich darf das nicht! Ich faste doch. Aber das bremst mich nicht. Ich schaufle unkontrolliert alles in mich hinein. Nach einer Weile lege ich das Besteck weg und nehme die Hände. Das geht schneller. Vor mir stehen Schüsseln und Schalen mit den herrlichsten Dingen:

Kartoffeln, Salat mit Lachs, Avocado und Nüssen, Gemüselasagne, Thai-Curry, Kartoffelbrei, Spiegelei, Spaghetti, frisches Roggenbrot mit knackiger Kruste, Nutella, Sushi – allesamt Objekte meiner Begierden. So als hätte jemand mein Unterbewusstsein gründlich ausgelesen und genau diese Speisen vor mir drapiert. „Nein, ich faste. Ich kann jetzt nicht essen! Es ist verboten, beim Fasten zu essen!", rufe ich noch mit vollem Mund und esse trotzdem weiter. Das hier noch essen zu nennen, ist fast schon schmeichelhaft. Mein schlechtes Gewissen ist wahrscheinlich vom Mars aus zu sehen, aber meine Gier ist größer als mein Gewissen. Alles ist so unfassbar lecker. Ich werde essen, bis ich platze. Ich bin ein richtiges Fressmonster. Völlig unkontrolliert. Völlig maßlos. Völlerei pur.

Ich wache auf und bin richtig aufgewühlt. Dabei habe ich nicht gegessen, ich habe nur geträumt, ich hätte gegessen. Konjunktiv! Als ich das realisiere, bin ich erleichtert und denke nur: Puh. Zum Glück.

Ich hoffe dieser Traum ist kein Fingerzeig auf mein zukünftiges Essverhalten. Heute Nacht war ich eine regelrechte Essmaschine. Willenlos vor Gier. Einerseits eklig und auf der anderen Seite wahnsinnig verlockend. War das ein Warntraum? Ein Traum, der mir meine Maßlosigkeit aufzeigen will? Maßlosigkeit, die ja durchaus auch etwas Schönes hat. Sich nicht mäßigen zu müssen, die Kontrolle loszulassen und sich ganz dem Genuss hinzugeben. Aber ist so etwas tatsächlich noch als Genuss zu bezeichnen oder ist es nicht eher eine Form von Wahn? Ich bin richtig durcheinander und fühle mich, als hätte ich beschissen. „Es war ein Traum, Susanne, nur ein Traum!", murmle ich vor mich hin. Gott war das Thai-Curry gut. Und die Lasagne erst. Würde gern noch mal die Augen zumachen und mich zurückbeamen in diese Kalorienorgie …

Immerhin hat der Traum nicht zur Gewichtszunahme geführt. Ich wiege heute Morgen genau 70 Kilo und die „6" vorne rückt immer näher. Ich kann es kaum erwarten, sie mal wieder in meinem Leben willkommen zu heißen. Höre mit dem obligatorischen Pfefferminztee in der Hand auf dem Bett liegend in meinen Körper hinein. Kein Zwicken, kein Schmerz. Nirgends. Herrlich. Das allein ist aller Mühen wert. Hat das Rheuma die Segel gestrichen? Oder nur eine kleine Pause eingelegt? Ist es ordentlich eingeschüchtert? Ich hoffe es. Wünsche es mir so sehr.

Ansonsten

Alles wie in den letzten Tagen. Arbeiten, aufräumen, abführen, Sport und Süppchen. Keine besonderen Vorkommnisse, was ich in meinem Fall wunderbar finde. Ich bin in einem Alter, in dem ein „Alles bleibt, wie es ist" oft schon eine sehr gute Nachricht ist. Vor allem bei meinem momentanen Rheumazustand.

TAG 15

69,8 Kilo. Dubidubidu. Yippie. Hello again! Long time no see! Ich will meine Waage umarmen. Will tanzen, spontan eine Party ausrichten und am liebsten auf allen Social-Media-Kanälen zeitgleich etwas posten. Nämlich die Anzeige meiner Waage! Ich bin eine U-70-Frau. Heute Morgen hat mir meine Waage erstmals wieder die „6" gezeigt. 69,8 Kilo wiege ich.

„Jetzt reicht es doch wirklich!", meint meine Mutter, als ich ihr davon erzähle, „das ist doch ein gutes Gewicht für deine Größe. Zu wenig ist im Alter gar nicht gut. Du bist auch schon ganz schmal im Gesicht!" Ich erinnere sie vorsichtig daran, dass das Abnehmen nur ein netter Begleiteffekt ist und es mir primär um meine Gesundheit geht. „Aber du sagst doch, du hast zurzeit keine Schmerzen", antwortet sie. Das stimmt, aber ich will auf der sicheren Seite sein. Natürlich habe ich mich auch schon gefragt, ob man in dem Moment aufhören kann, in dem die Schmerzen weg sind. Ob der Körper damit sagen will: „Okay, wir sind durch mit dem Kram. Hör auf mit dem Scheiß!

Gib mir endlich Nahrung! Der gewünschte Zustand ist erreicht, also reicht es jetzt!" Ich habe das Gefühl, diesen Zustand zementieren zu wollen und dem Körper zu zeigen, dass es mir sehr ernst ist. Ich will den Effekt nicht durch zu schnelle Aufgabe ruinieren. Außerdem: Jetzt habe ich es zwei Wochen geschafft, da wäre es doch verdammt ärgerlich, wenn alles für die Katz war.

„Also ich könnte es nicht!", erklärt mir meine Mutter mal wieder. Natürlich könnte sie. Sie könnte es auf jeden Fall versuchen. Sie will nicht und auch das ist absolut legitim. Es gibt ja keine Verpflichtung. Niemand muss fasten. Es ist einfach nur eine Möglichkeit. Man kann und sollte selbst entscheiden. Fasten beruht auf Freiwilligkeit, das ist auch der große Unterschied zum Hungern. Außerdem hat meine Mutter zum Glück keine schlimmen körperlichen Beschwerden. „Dein Blutdruck würde sinken!", preise ich das Fasten noch mal ganz en passant an. „Aber der ist gut eingestellt!", kontert sie. „Vielleicht würdest du keine Tabletten mehr brauchen!", wage ich eine Prognose. Fasten senkt nachweislich den Blutdruck. Selbst wenn er nach dem Fasten wieder leicht ansteigt, erreicht er doch selten wieder seine alten Höchstwerte. Scheint sie nicht weiter zu beeindrucken: „Vielleicht. Kann sein. Oder auch nicht." Damit ist das Thema beendet. Ich finde es völlig okay, wenn jemand sagt, für mich ist das nichts. Aber ich glaube, es ist für viele machbar. Oder es wäre machbar. Aber kein Zwang. Jeder wie er mag. Wir sind erwachsene Menschen. Fasten ist einfach nur eine Option.

Putze meine Terrasse mit einem Hochdruckreiniger. Während ich das erledige, habe ich das Gefühl, mein Körper macht im Moment genau dasselbe. Ich werde gründlich durchgekärchert. Bin mein eigener innerer Hochdruckreiniger. Und es tut mir gut. Der Körper räumt auf, sortiert aus und wird grundgesäubert. Ich stelle mir das Fasten inzwischen wie eine Art Reset vor. Eine Neuprogrammierung und Sanierung. Ein durchaus erheblicher Eingriff. Allein durch Nahrungsentzug. Irgendwie faszinierend.

TAG 16

Wer lange fastet, muss vorsichtig werden. Merke an mir einen kleinen beharrlichen Missionarsdrang. Ich möchte jedem erzählen, wie gut mir das Fasten tut. Will Menschen überzeugen, dem Fasten eine Chance zu geben. So ein Verhalten kann extrem nerven. Es gibt kaum etwas, was einem mehr auf den Wecker gehen kann. Ich weiß das von mir selbst. Zumeist reagieren Leute auf einen solchen Missionarsdrang ablehnend. Schon aus Prinzip.

Aber all mein Wohlbefinden sucht ein Ventil. Ich will mich mitteilen. Zum Glück habe ich dieses Tagebuch, in dem ich still vor mich hinschwärmen kann. Viele Leute in meiner Umgebung finden allein den Gedanken zu fasten widernatürlich. Abartig. Gefährlich noch dazu. „Du wirst in die Magersucht rutschen!", warnt mich ein Freund mit sehr ernster Stimme. Das ist nun wirklich eine ziemlich gewagte Prognose. Und auch Unsinn. Ich wiege heute Morgen 69,6 Kilo. Immer noch unter 70. (Bye-bye, liebe „7"! Ich werde dich nicht vermissen.) Ich habe somit einen BMI von 22,6 und liege damit im Normalbereich. Bei 69,6 Kilo schon von nahender Magersucht zu sprechen ist bescheuert und auch despektierlich Menschen gegenüber, die tatsächlich magersüchtig sind. Die Problemlage ist eine komplett andere bei Magersüchtigen.

„Du musst achtgeben, irgendwann verhungert man!", sagt mir eine Freundin – genau die, die mit mir vor drei Tagen lange über meinen angeblichen Hungermodus und bald unwiderruflich ruinierten Stoffwechsel gesprochen hat. Wahrscheinlich hat sie den Eindruck, sie müsse stärkere Geschütze auffahren, um mich von meinem Fasten abzubringen. In unseren Breitengraden von Verhungern zu sprechen ist schon fast eine zynische Aussage. Wir können sehr, sehr froh sein, dass das bei uns zumeist kein Thema ist. Aber mal davon abgesehen: Ihre beiden Thesen sind, nimmt man den moralischen und ethischen Aspekt mal raus, ziemlich widersprüchlich. Natürlich verhungert ein Mensch, wenn er auf lange Strecke keine Nahrung bekommt. Der Körper braucht Energie, um sein unglaubliches System aufrechtzuerhalten. Je nach Ausgangslage dauert es länger oder kürzer, bis die Reserven geleert sind. Und weil der Stoffwechsel eben weiterhin – egal wie wenig er von außen bekommt – Energie verbraucht, hat er irgendwann keine mehr (auch wenn er anfängt, bei extrem niedrigen Körperfettwerten zu sparen). Würde der Stoffwechsel seine Arbeit einstellen, wie von ihr behauptet, bräuchte er ja keine Energie mehr …

Diese „Verhungert man da nicht?"-Frage stellen mir viele. Niemand, der ausreichend Reserven hat, verhungert so schnell. Fastenexperten raten Fastenneulingen zu kürzeren Fastenperioden: zum Einstieg fünf bis zehn Tage. Oder unter Aufsicht in einer Klinik. Aber rein theoretisch kann ein Mensch, der bei 1,70 Meter ungefähr 70 Kilo wiegt, etwa 40 Tage lang fasten. Wer mehr auf den Rippen hat, auch sehr viel länger. Es gibt Menschen, die es 100 und mehr Tage getan haben. Ob man das sollte, ob es ratsam ist oder nicht, ist eine andere Frage, die man in Rücksprache mit seinem Arzt klären muss. Immer. Generell ist es gut, einen aufgeschlossenen Mediziner an der Seite zu haben. Oder zumindest – wenn man denn gesund ist – einen Fastenbegleiter. Jemanden, der sich mit dem Thema auskennt, der weiß, was ganz normal beim Fasten ist, und auch, was eben nicht mehr normal ist. Wer Medikamente einnimmt oder unter Krankheiten leidet, muss vorab zum Arzt und sollte beim Fasten auch medizinisch begleitet werden. Fasten ist, obgleich man einfach nur nichts isst, ein radikaler Eingriff. Also ist immer auch Vorsicht geboten. Angst allerdings muss man nicht haben.

Eine weitere Prophezeiung, die oft mit mahnendem Zeigefinger ausgesprochen wird, bezieht sich auf die Vitamine: „Du bekommst doch ganz schlimme Mangelerscheinungen! Gesund kann das nun wirklich nicht sein!" Dass Fasten gesund sein kann, ist heute – laut Studienlage – keine Glaubensfrage mehr. Es ist eine Tatsache. Darüber muss man nicht mehr diskutieren. Das weiß man inzwischen.

Natürlich gibt es Erkrankungen, bei denen man nicht fasten sollte. Aber es existieren auch jede Menge Krankheiten, für die Fasten sehr gut sein kann. Fasten ist kein Allheilmittel, kein Zaubertrank, der alles weghext, es kann allerdings eine gute Option sein. Ob das im eigenen Fall so ist, muss man vor dem Fasten abklären. Am besten im Gespräch mit dem Arzt. Es gibt Indikationen, für die Fasten sehr geeignet ist, und andere, die es ausschließen. Selbstverständlich sollten Kinder, Schwangere und Menschen, die Untergewicht oder eine massive Essstörung haben, nicht fasten. Manche Fragen klärt allein der gesunde Menschenverstand. Und was die Vitamine und Mineralien angeht: Menschen, die sich vorher einigermaßen gesund ernährt haben, bekommen durch die Brühe, den Gemüsesaft und ab und an ein wenig frischen Fruchtsaft das, was sie brauchen. Die meisten Vitamine haben eine enorme Speicherkraft. Es dauert, bis sich ein Mangel einstellt.

TAG 17

70,0 Kilo. Bin leicht angefressen, denn heute Morgen wiege ich tatsächlich wieder 70 und das, nachdem ich mich gestern geradezu theatralisch von der „7" verabschiedet habe. Hat die mir etwa nicht zugehört? Nichts gegessen und zugenommen. Ich wiege genauso viel wie vor drei Tagen. Waren die drei Tage jetzt für die Katz? Ich fühle mich wie bei Monopoly, wenn es heißt: „Gehe in das Gefängnis. Begib dich direkt dorthin. Gehe nicht über Los. Ziehe nicht …"

„Wasser", rede ich mir gut zu, „der Körper speichert eben mal wieder Wasser." Ein paar 100 Gramm mehr oder weniger sind doch völlig egal. Ja, das mag sein, aber es nervt mich. Wie doof von mir! Anstatt dankbar zu sein, der Schmerzspirale entronnen zu sein, lamentiere ich über ein paar 100 Gramm. Bescheuert. Ich neige dazu, immer noch mehr zu wollen. Daran muss ich arbeiten. Sich darüber bewusst zu werden ist ja schon mal der erste Schritt.

Mache zur Entspannung ein bisschen Yoga light. Mein sportlicher Ehrgeiz ist ein wenig runtergefahren. Ich nehme mir sehr viel mehr Zeit für schlichte Atemübungen. Nach einer Viertelstunde ist der letzte Hauch von Waagenwut verraucht. Weggeatmet. Yoga ist eine gute Fastenkombi. Senkt ja nachweislich den Cortisollevel. Und Yoga fällt mir wieder sehr viel leichter. Mit Hüft- und Schulterschmerzen ist selbst sanftes Yoga kein Riesenspaß und auch eher kontraproduktiv. Ich merke jetzt, wie sehr mir das regelmäßige Yoga gefehlt hat. Ein weiterer Fastengewinn also. Ich kann eine sehr liebgewonnene Betätigung, die mir mein Rheuma ziemlich schwer gemacht hat, wieder aufnehmen. Danke Fasten. Du hast echt einen gut bei mir. Schon deshalb kann mir die kleine Dreckswaage gestohlen bleiben. Man muss das wirklich Wichtige im Blick haben und sich nicht auf Nebenschauplätzen verausgaben. Auch das lernt man beim Fasten.

Ich bin oft eine schlimme Prokrastiniererin. Schiebe Dinge vor mir her. Lasse meinen Schreibtisch zuwachsen. Staple und verdränge. Arbeite sehr häufig auf den letzten Drücker. Im Moment ändert sich da was. Ich erledige das, was anfällt, sofort. Ich mag nichts mehr ansammeln. Nicht im Haus, nicht auf dem Schreibtisch und in mir auch nicht. Die Klarheit rückt in den Fokus.

TAG 18

Halbzeit. Wow.

Telefoniere ausgiebig mit einer guten, alten Freundin. Sie findet mein Fastenabenteuer interessant. Aber auch irre: „Wenn ich eingesperrt wäre und meine Wohnung nicht verlassen müsste und mir jemand zweimal am Tag diese dünne Brühe hinstellen würde, könnte ich mir das auch vorstellen mit diesem Fasten, aber draußen in einer Welt voller Essensverführungen würde ich schlichtweg verrückt!", sagt sie zu mir. Ich bin in dieser Frage eher unschlüssig. Im ersten Moment würde ich ihr zustimmen und zu Beginn meiner Fastenzeit war ich sogar davon überzeugt. Sobald man das Haus verlässt, lauert die Versuchung. Aber: Draußen zu sein heißt auch, abgelenkt zu sein. Mein Zuhause ist emotional immer verbunden mit Nahrung. Hier stehen mein schöner großer Holzesstisch, mein Geschirr, mein Kühlschrank, hier ist mein Vorratskeller. Hier habe ich die meisten Mahlzeiten meines Lebens eingenommen. Ehrlich gesagt, nicht nur am Holztisch. Viele Orte meines Hauses sind eng mit Essen verbunden: mein Sofa, selbst mein Bett. Ja, ich gestehe – ich esse im Bett. Nicht dauernd und nicht ganze Mahlzeiten, aber es kommt durchaus mal vor. Selbst den Fernseher assoziiere ich irgendwie mit essen. Mein Zuhause ist ein Ort, an dem Essen schon immer eine große und wichtige Rolle gespielt hat. Besonders zu den Zeiten, als meine Kinder noch zu Hause gelebt haben. Da war Essen ein zentraler Punkt. Eine Gelegenheit, als Familie zusammen zu sein. Etwas gemeinsam zu tun und zu genießen. Ein Anlass, sich um den Tisch zu versammeln, zu kommunizieren und dabei zu essen. Zu Hause zu sein heißt auch, sicher zu sein. Geborgen zu sein. Sich aufgehoben zu fühlen. Versorgt zu sein. Und diese komplette Emotionspalette ist engmaschig mit Essen verknüpft.

Klar wird überall, wo man unterwegs ist, gegessen. An jedem Bahnhof, auf jedem Flughafen, in Cafés und Restaurants. Man läuft durch die Welt, an Supermärkten und Bäckereien vorbei, an Dönerbuden und Hamburgerketten. Essen ist allgegenwärtig. Man muss Gerüche ausblenden und man sieht andauernd Menschen, die essen. Die Konfrontation ist quasi nicht zu vermeiden. Außer man läuft mit Scheuklappen und Nasenklammer durch die Welt. Je mehr man darauf achtet, umso mehr fällt es auf. Es kommt mir ein bisschen vor wie zu der Zeit, als ich schwanger werden wollte und – auf einmal – rund um mich lauter Schwangere gesehen habe. So ist es mit dem Essen auch. Ich esse nicht, würde aber sehr gern essen und habe das Gefühl, jeder außer mir tut es andauernd. Es wird unglaublich viel verzehrt. Ständig. Früher hat man zumeist drei Mahlzeiten am Tag gegessen. Im Normalfall zu Hause, der ein oder andere auch mittags in der Mensa oder Kantine. Wollte ich in meiner Kindheit nachmittags noch irgendeine Kleinigkeit essen, hat meine Mutter oft gesagt: „Nein, wir essen gleich zu Abend. Da gibt's jetzt nichts mehr. Sonst verdirbst du dir ja den Appetit fürs Abendessen." Heute hat man, wenn man den Blick durch öffentliche Verkehrsmittel oder die Straßen schweifen lässt, den Eindruck, dass selbst kürzeste Strecken nicht ohne Proviant zurückgelegt werden können. Wir sind ein Volk der Dauer-Snacker. Haben ständig was in der Hand oder Tasche, um für den Fall der Fälle gerüstet zu sein. Könnte ja sein, dass man spontan einen riesigen Hunger bekommt. Kurz mal keine Nahrung griffbereit hat. Darben muss.

Wir haben nie Zeit, eilen und hetzen durch die Gegend. Hier eine Laugenbrezel, da ein Kaffee to go, eine Tüte Pommes, ein Smoothie, ein Schokoriegel, ein Wurstbrötchen oder auch eine feine Puddingschnecke. Die dauernde Verfügbarkeit von Nahrung bleibt nicht ungenutzt. Wir essen durchgehend und nehmen uns selten die Zeit und Ruhe, um uns hinzusetzen und eine Mahlzeit zu essen. Wir schlingen im Stehen und im Gehen. Erledigen alles nebenbei. Unbewusst.

Wenn ich einmal im Monat für meine Literatursendung *Fröhlich lesen* beim MDR Richtung Erfurt fahre, ist es nach 19 Uhr und ich habe im Normalfall schon vorsorglich zu Hause etwas zu Abend gegessen. Denn bis wir – meine Redakteurin und ich – in Erfurt ankommen, sind die meisten Restaurants zu. Aber kaum bin ich am Bahnhof, überlege ich, was ich mir Schönes für die 2,5 Stunden Zugfahrt kaufen könnte. Eine kleine Packung Sushi, ein Lachsbrötchen, Woknudeln mit Gemüse oder wenigstens ein paar Brezeln. Ein frisches Streuselstückchen.

Dieser Reflex setzt sogar ein, wenn ich mir prophylaktisch, schon weil ich mich lange und auch inzwischen gut genug kenne, einen Apfel eingepackt habe. Der Apfel kann mit all der Auswahl hier natürlich nicht mithalten. Erscheint auf einmal nicht mehr ausreichend und auch eher unterdurchschnittlich attraktiv. Angebot schafft eben

Nachfrage. So einfach ist es. Oder es liegt an mir. Mag sein, dass ich zu den besonders verführbaren Naturen gehöre. Es gibt durchaus Bereiche, in denen ich sehr diszipliniert und kontrolliert sein kann. Bei Essen macht mein Gehirn allerdings sehr gern eine Ausnahme. Nahrung parat zu haben, hat eine beruhigende Komponente. Dabei tut es unserem Körper ausgesprochen gut, mal ein paar Stunden nichts zu bekommen. Den Insulinspiegel nicht ständig zu pushen. Das weiß man inzwischen. Deshalb wird das intermittierende Fasten, der stunden- oder tageweise Verzicht auf feste Nahrung, ja auch so gehypt. Man sollte seinem Körper mal eine Pause gönnen, propagieren die Verfechter. „Aber früher hieß es doch immer, dass viele kleine Mahlzeiten, fünf bis sechs am Tag, das Beste wären", sagt eine Freundin und wirkt ratlos. Stimmt, auch ich kann mich daran erinnern. „Was ist denn nun richtig? Dauernd gibt es neue Erkenntnisse und das, was bis gestern noch als gesund galt, ist auf einmal falsch. Wem soll man denn glauben?" Mir leuchtet die Theorie mit den Essenspausen ein. Schon evolutionär gesehen. Unter seriösen Forschern herrscht bei diesem Thema inzwischen Einigkeit. Da ich die Datenlage als „Nichtnaturwissenschaftlerin" nicht ausreichend überprüfen kann, habe ich mich entschieden, aufs Fachpersonal zu hören und den neusten Studien zu glauben.

So oder so, sobald man sein Haus verlässt, ist man von Versuchungen umgeben. Im Vergleich dazu finde ich Restaurantbesuche mit Freunden, ohne zu essen, fast einen Tick einfacher. Wenn die anderen wissen, dass man fastet, geht es auch ein bisschen um die Ehre. Man kann ja nicht groß tönen, epische Vorträge halten und anschließend hemmungslos über den Brotkorb herfallen. Und dann ist da begleitend und motivierend auch dieses erhabene Gefühl, dieser kaum zu verbergende Stolz, dass man über den Dingen steht. Dass man es schafft, Nein zu sagen. Dass man widerstehen kann. Man wird gelobt, bewundert – und das tut gut. Die Mühe wird direkt und indirekt belohnt. Geachtet. Das hat schon was. Das passiert einem eben nicht, wenn man es zu Wege bringt, an einer Bäckerei vorbeizulaufen, ohne direkt hineinzugehen, um irgendwas zu kaufen. Davor steht kein Publikum, das applaudiert. Das muss man dann schon selbst erledigen. Da kann man sich nur stumm gratulieren. Mental auf die Schulter klopfen.

Ich glaube, allein und ohne Zeugen zu sich selbst Nein zu sagen ist schwieriger, als vor anderen zu verzichten. Ich wüsste ja: Es sieht keiner, es weiß keiner und es wäre nur vor mir selbst peinlich. Das zu gestehen fällt mir schwer. Ist mir unangenehm, weil es ja auch zeigt, wie sehr man gefallen will. Aber bisher habe ich mich immerhin nicht selbst beschissen. Etwas anderes wäre es ja nicht, wenn man heimlich isst. Einfach nur Selbstbetrug. Natürlich kein Weltuntergang, kein Drama – aber doch verdammt ärgerlich.

Werden Stärke und Willenskraft tatsächlich durch Publikum befeuert? Können sie sich erst so in ungeahnte Höhen hinaufschwingen? Brauchen sie den Applaus? Sollte die Willenskraft nicht universal einsetzbar sein – unabhängig von schnöder Bestätigung? Ich kenne das Phänomen auch aus anderen Bereichen. Aus dem Sport zum Beispiel. Wenn ich bei einem Volkslauf irgendwo starte, bin ich sehr viel ambitionierter als bei meinen Läufen allein im heimischen Gelände. Nicht weil ich irgendwelche Siegchancen hätte. Niemand wird mich für *Jugend trainiert für Olympia* entdecken und sagen: „Oh, auf Sie und Ihre irren Laufleistungen haben wir lange gewartet!" Trotzdem bin ich bei öffentlichen Läufen ehrgeiziger. Zum einen weil Konkurrenz durchaus pushen kann, und zum anderen weil Menschen zuschauen und sehen würden, wenn ich wie eine Schnecke durch die Gegend krieche. Was einem natürlich egal sein könnte und vielleicht auch sollte. Aber: Publikum kann eben ansporn. Insofern weiß man, dass man die Kraft hat. Dass man die Zähne zusammenbeißen kann, wenn es drauf ankommt. Dass man durchaus noch eine Schippe drauflegen kann. Dass da Reserven sind, die man ansonsten brachliegen lässt.

Brauche ich auch beim Fasten Publikum? Ist das ein Teil des Kicks, dass man das Gefühl hat, etwas Besonderes zu leisten? Etwas, bei dem die meisten Menschen direkt schon den Kopf schütteln? Beflügelt einen der Gedanke, dass andere die Fastenleistung so hoch einschätzen? Nein, ich denke eher nicht. Hoffe es auch. Ich finde es irgendwie peinlich, als erwachsene Person so vom Lob anderer abhängig zu sein. Ich glaube, es ist eher so was wie ein kleines Zusatzleckerchen, aber nicht der springende Punkt. Es geht eher darum, es sich selbst zu beweisen. Das ist der Kick. Über sich selbst hinauszuwachsen. Dann wächst der innerliche Stolz, eine Herausforderung geschafft zu haben. Also doch ein bisschen wie beim Sport: wenn man tatsächlich seinen ersten Marathon schafft, was man noch vor Jahren für eine absolute Utopie gehalten hat. Wenn man eine Aufgabe bewältigt, vor der man selbst ausgesprochenen Respekt hat.

Ach so, hier noch das heutige Gewicht

69 Kilo. Dubidubidu. Ich liebe diese Zahl. Mein Körper zeigt Einsicht. Hat meine Botschaft verstanden. Macht gut Wetter. Sehr nett von ihm. Dieser morgendliche Waagenmotivationsschub ist einfach fantastisch. Auch wenn man ganz genau weiß, dass das Gewicht natürlichen Schwankungen unterliegt. Auch wenn es nur ein Zusatzeffekt ist. Aber: Der Verstand ist eben das eine …

TAG 19

Alles ist herrlich. Ich bin im Flow. Komme mir schon vor wie eine richtig geübte Fasterin. Lese viel im Netz und tummle mich in Internetforen und auf Facebookseiten rund ums Fasten. Sauge jegliche Information zum Thema in mir auf. Zu sehen, andere tun es auch, gibt Bestärkung und kann in schwachen Momenten unterstützen. Kann dabei behilflich sein, die Fastenmoral aufrechtzuerhalten. Fastenneulinge bekommen Fragen beantwortet, man teilt Rezepte und gibt Wildfremden Auskunft über Stuhlkonsistenz, Aussehen und Häufigkeit. Etwas, was zu Anfang ein wenig verstört.

Manchmal bin ich über einen gewissen strengen Grundton überrascht. Gibt jemand zu, nicht abzuführen oder ab und an Kaffee zu trinken oder sogar ein wenig Buttermilch zu sich zu nehmen, geht ganz schnell ein Aufschrei durch die Fastengemeinde. So etwas gilt als klarer Regelverstoß, schon fast als gesetzeswidrig – und wird ab und an sogar direkt geahndet: „Das hier ist eine Buchinger-Gruppe, da machen wir so etwas nicht! Gehe in eine andere Gruppe!" steht dann da. Und beim ersten Lesen einer solch doch rigiden Antwort war ich verwundert. Menschen sind nun mal verschieden. Wenn jemand am zweiten Aufbautag nach dem Fasten Salat essen möchte und freundlich in die virtuelle Runde fragt, ob das okay sei, und dann getadelt wird wie eine Zweijährige, die das Geschwisterkind geohrfeigt hat, macht mich das schon sprachlos.

In manchen Gruppen fühlt man sich wie in einer verschworenen Sektengemeinschaft. Das ist mir zu harsch. Klar gibt es Dinge, die beim Fasten mehr Sinn machen, und andere, die ein wenig abwegig erscheinen. Aber letztlich darf, soll, muss und kann doch jeder für sich selbst entscheiden. Warnen, aufklären, erklären und ermuntern erscheint mir sinnvoll. Bevormunden eher nicht.

Besonders gut gefällt mir die Seite von Tonia Tünnissen-Hendricks: www.heilfastenkur.de (Interview mit ihr ab Seite 184). Ich finde sie angenehm unaufgeregt, mir gefällt der Grundton und es gibt massenweise Informationen. Man hat richtig ordentlich was zu lesen. Sie ist nicht so dogmatisch wie andere Seiten und man hat die Möglichkeit, sich in diversen Foren untereinander auszutauschen. Das kann, gerade an Tagen, an denen man sich fragt, wie man um Gottes Willen auf diese bescheuerte Idee mit dem Fasten gekommen ist (und diese Tage kommen immer mal wieder!), oder bei diversen kleinen Fastenwehwehchen sehr helfen.

Ganz nebenbei
68,7 Kilo.

Constanze Kleis
Schriftstellerin, Journalistin und Autorin

So viel vorneweg: Es ist gar nicht schlimm. Wirklich nicht. Ich weiß, man stellt es sich vor wie eine Alpenüberquerung auf den Knien. Oder als würde morgens jemand am Bett stehen, um einen für den Ironman abzuholen. Obwohl man schon Mühe hat, zu Fuß in den zweiten Stock zu kommen. Aber so ist das Fasten gar nicht. Ich weiß, wovon ich spreche. Ich habe ja auch so gedacht. Wenn Freundinnen in den letzten Jahrzehnten immer mal wieder fasteten, hatte ich allergrößten Respekt. Aber niemals den Drang, es auch zu versuchen. Es kam mir unmöglich vor. So unmöglich wie ein Einhorn oder ein Date mit Keanu Reeves oder dass mein Mann eines Tages nach Hause kommt und sagt: „Schatz, ich habe uns eine Woche Paris gebucht!"

Meine größte Leistung in Sachen „Verzicht" war, mit dem Rauchen aufgehört zu haben. Und ich fand, das könnte doch eigentlich sehr gut reichen. So bis zum Lebensende. Außerdem hatte ich eine Mutter, die ihr Leben lang mit ihrer Figur haderte. Sie hielt ewig Diät und brachte danach immer ein bisschen mehr auf die Waage. Ich dachte: Wenn ich erst mit dem Darben anfange, muss ich immer weitermachen. Dann ist es wie mit diesen Schachtelteufeln: Sind sie erst mal aus der Kiste, bekommt man sie nie wieder rein. Ich werde abnehmen und zunehmen. Und das Schlimmste: Der Jo-Jo-Effekt und ich werden auf ewig aneinandergekettet sein. Mein Ernährungsplan war deshalb, tunlichst jedem Ernährungsplan aus dem Weg zu gehen. Bloß keine schlafenden Kalorientabellen wecken. Ich habe nicht mal eine Waage und ohnehin schon immer ein Faible für bequeme Klamotten. Aber selbst die wurden irgendwann zu eng.

Die beste Freundin war die beste Freundin und sagte nichts. Aber sie hatte gerade eine längere Fastenphase hinter sich gebracht, sah blendend aus. Sie nannte mir ungefähr 187 fantastische Gründe, es auch zu versuchen. Und irgendwie sah der eine, ja zeitlich begrenzte und damit übersichtliche Verzicht auf Nahrung dagegen plötzlich ziemlich mickrig aus. Ganz so, als könnte man ihn leicht übersehen. Ich stellte mir vor, wie viel einfacher es vermutlich ist, eine Weile gar nichts zu essen als sehr lange ganz wenig. Dass man über nichts ja eigentlich gar nicht groß zu grübeln braucht. Jedenfalls nicht darüber, ob man sich vielleicht noch ein Stück Käse oder das Brot zur Suppe erlauben darf. Ich fragte meine Schwester, die in Stuttgart lebt und auch blutiger Fastenlaie war, ob sie mir beim Nichtessen Gesellschaft leisten wolle. Ich meine, irgendjemandem muss man ja schreiben, wie hungrig man ist oder dass man der Frau am Nebentisch gleich das Wiener Schnitzel vom Teller reißt. Dass man total früh ins Bett geht, bloß damit der Abend nicht ewig dauert und man dann über Scheidung nachdenkt, weil der Mann gerade ein Stück Schokolade isst.

Der erste Tag ist hart. Ich fahre jeden Sonntag mit meinem Mann zu meinem Vater und koche dort Mittagessen. Es gibt Leber mit sehr vielen Zwiebeln und Äpfelchen. Dazu Kartoffelpüree und Blattspinat. Danach einen Kuchen, den mein Vater, Bäckermeister, gebacken hat. Mein Mantra: „Es ist ja nicht für immer. Bloß für ein paar Tage." Es hilft.

Auch am dritten Tag, als ich mit Freundinnen bei einem der besten Italiener der Stadt sitze und alle – außer mir – einen Teller mit exquisiter Pasta vor sich haben. Als die nach wenigen Minuten verputzt ist und ich denke, dass ich in der kurzen Zeit geschätzt 800 Kalorien NICHT gegessen habe, bin ich schon ein wenig stolz. Und verblüfft, weil es sehr viel einfacher ist als gedacht.

Am nächsten Tag fahre ich für eine Woche nach München, um das Haus einer Freundin zu beaufsichtigen. Das ist perfekt. Ich bin den ganzen Tag allein. Gehe nur mal das Wenige einkaufen, was ich brauche. Morgens trinke ich einen Kräutertee. Mittags mache ich mir einen Gemüsesaft mit Wasser warm, abends gibt es eine Brühe. Und ich warte auf das Fastenhoch. Auf diese enorme Energie, mit der man Bäume ausreißen könnte. Ich meine, die Fasten-PR-Abteilung hatte mir das hoch und heilig versprochen.

Aber da ist kein Hoch weit und breit. Auch nicht bei meiner Schwester. Wir überlegen, ob wir was falsch gemacht haben. Ob wir vielleicht schon kleine Duracell-Häschen sind, die laufen und laufen und laufen und es selbst gar nicht merken. Schlecht geht es uns ja nicht. Im Gegenteil. Es lässt sich eigentlich ziemlich gut aushalten mit nichts. Bis ich am letzten Tag vor meiner Abreise in die City fahre. Zur Mittagszeit. Keine so gute Idee. Es ist Sommer. Die Leute sitzen draußen. Alle haben irgendwas enorm Verlockendes auf dem Teller. Ich merke, dass es mich vor allem zum Gesunden zieht. Obwohl ich nun seit fast zehn Tagen nichts mehr gegessen habe, sind Schnitzel und Co. eher abschreckend. Aber ich würde töten für einen Gemüsesalat oder wenigstens eine winzig, winzig, winzig kleine Kartoffel. Die bekomme ich am übernächsten Tag. Und sie macht mich richtig glücklich.

Ich habe es geschafft: zehn Tage gefastet. Fünf Kilo abgenommen, wie die Waage meines Vaters zeigt. Ich bin immer noch am oberen Ende des BMI, den man bei meiner Größe und meinem Alter haben sollte. Aber das ist okay für mich.

Seit ich gefastet habe, trinke ich viel weniger Alkohol. Esse kein Weißbrot mehr, keine Butter. Ich mache mir einfach nichts mehr draus. Der Appetit auf Gesundes ist geblieben. Ich muss mich gar nicht groß anstrengen. Eine Waage habe ich immer noch nicht. Die kommt mir auch nicht ins Haus. Mittlerweile weiß ich einiges mehr über das Fasten, weiß, wie unglaublich gesund es ist. Deshalb werde ich es wieder tun. Am Stück. Einfach zehn bis 14 Tage. Freundinnen halten das anders. Sie essen nach der 16:8-Methode: 16 Stunden nichts und dann acht Stunden normal. Andere fasten zwei Tage die Woche. Für mich ist es praktischer, mich nur einmal im Jahr mit dem Essen zu beschäftigen. Ich halte es nämlich immer noch nicht für ein abendfüllendes Thema. Auch deshalb gefällt mir das Fasten. Man tut es einfach. Man muss nicht dauernd drüber reden. Ich finde mittlerweile, dass nichts ganz schön viel sein kann. Jetzt warte ich noch darauf, dass mein Mann mit den Tickets für eine Woche Paris nach Hause kommt oder ein Einhorn vor der Tür steht. Wenn sogar jemand wie ich zehn Tage fasten konnte, ist schließlich alles möglich.

TAG 20

Heute fühle ich mich sehr überlegen. Ich weiß, dass ist irgendwie ein ausgesprochen unangenehmer Wesenszug. Arrogant, dumm und nicht wirklich erstrebenswert, aber obwohl ich mich selbst blöd finde, macht sich dieser Gedanke in mir breit. Etwas zu schaffen, was viele (irrtümlicherweise) für nicht machbar halten, führt zu diesem Gefühl. Zum Glück halte ich immerhin meinen Mund und teile mich ausnahmsweise mal nicht direkt mit. Gehe laufen, um meinen Übermut ein bisschen zu mildern. Bin langsam. Geschieht mir recht.

68,6 Kilo. Der Körper wird geizig. Aber ich habe mich an diese Schwankungen gewöhnt. Nehme sie nicht mehr so wichtig.

TAG 21

Heute Abend sind drei Wochen rum. Mehr als die Hälfte. 504 Stunden habe ich mich dann nur flüssig ernährt. Drei Wochen klingt beeindruckender als 504 Stunden.

Das Erstaunliche: Man gewöhnt sich an den Zustand des Nichtessens. Es gibt Dinge, die ich vermisse, aber es sind nicht die, von denen ich es erwartet hätte. Kaffee zum Beispiel taucht in meinen Begierden eigentlich nicht mehr auf. Er fehlt mir nicht mehr. Das überrascht mich. Auch Fanta und Coca-Cola zero triggern so gar nichts in meinem Kopf. Seltsam. Was mir abgeht, sind Geschmackserlebnisse. Ich hätte gern mal einen anderen Geschmack als den von Tomatensaft, Brühe und Saft. Werde mir heute mal eine frische Gemüsebrühe aus anderem Gemüse machen. Zucchini oder Spinat.

Was mir noch mehr fehlt, ist das Kauen. Seit drei Wochen gebrauche ich meine Zähne nicht. Süßigkeiten vermisse ich nicht. Eher etwas Knackiges. Finde momentan einen Apfel verlockender als einen

Joghurt. Ich denke, es könnte an der Konsistenz liegen. Zubeißen und kauen wären schön.

Insgesamt aber ist mein Dreiwochen-Resümee sehr viel positiver als erwartet. Ich bin jetzt schon eine ganze Weile nahezu schmerzfrei. Nur noch meine rechte Schulter macht sich ab und an bemerkbar. Aber es ist ein ganz anderer Schmerz als zuvor. Nicht mehr so heftig, eher ein kleines Zwicken oder Stechen. Etwas, was man sehr gut aushalten kann. Eigentlich kaum der Rede wert. Damit kann ich mich arrangieren. Wenn das alles ist.

Meine Hüften haben sich anscheinend komplett ergeben. Sie machen überhaupt keine Probleme mehr. Ich merke auch, wie ich meine Vorsicht bei Bewegungen ablege. Dieses latent ängstliche Verhalten, diese Vermeidungsprophylaxe. Ich laufe mühelos die Treppen runter, gehe fast täglich joggen – und meine Hüften funktionieren einfach. Allein das wäre all die Mühe wert gewesen. Ich habe gehofft, weniger Schmerzen zu haben, hätte aber nicht gedacht, dass das Fasten einen Effekt wie zuvor die Cortisoneinnahme hat. Das hätte ich in meinen kühnsten Träumen nicht erwartet. Wird das so bleiben, wenn ich wieder esse? Ist das nur ein Begleiteffekt oder profitiert man länger davon? Ich versuche, positiv zu denken. Nicht vorab schon zu überlegen: Was ist, wenn es nicht anhält? Wenn es keinerlei Haltwertzeit hat?

Was mich außerdem begeistert, ist mein Hautbild. Ich habe auch sonst keine wirklichen Hautprobleme, aber dieser leicht gräuliche Unterton ist verschwunden. Meine Haut ist sehr klar und rosig. Wirkt gut durchblutet. Angeblich strahlen meine Augen. (Das kann ich selbst nicht feststellen, aber es wird von Außenstehenden behauptet!) Fastenprofis sagen, dass auch Cellulite durchs Fasten besser wird. Das Bindegewebe würde gestrafft. Davon merke ich ehrlich gesagt noch rein gar nichts. Schade. Aber es ist ja noch ein bisschen Zeit und mein Bindegewebe scheint ein harter Brocken zu sein. Beratungsresistent sozusagen.

68,5 Kilo. Ich habe mich an den Speckgeiz meines Körpers gewöhnt. Von wegen! 100-Gramm-Schritte sind zäh. Man will den Körper anschreien, aber er hat einen sehr eigenen Willen. Er wird schon wissen, was er tut ... Mein neues Gewicht gefällt mir. Knapp 6,5 Kilo sind verschwunden. Ein bisschen mehr als zwei Kilo pro Woche. Das ist sicherlich nicht spektakulär, aber ich merke es an meiner Kleidung. Fünf Kilo weniger entsprechen etwa einer Kleidergröße weniger. Alles sitzt lockerer. Vor allem am Bauch zeigt sich die Abnahme. Gut so! Das Bauchfett soll ja das gefährliche Fett sein. Das hormongesteuerte Fett. Speck an den Oberschenkeln und am Hintern ist – außer man heißt Kim Kardashian – nicht unbedingt etwas, worüber man sich freut. Aber rein aus gesundheitlichen Aspekten ist es weniger relevant.

Der BMI sagt über die Verteilung des Specks nichts aus. Entscheidend scheint der Bauchumfang zu sein. Er gibt Hinweise auf ungesundes Bauchfett. Der Taillenumfang sollte bei Frauen idealerweise unter 80 Zentimeter liegen, bei Männern unter 94. Ab 88 Zentimeter bei Frauen und 102 Zentimeter bei Männern halten Experten den Umfang für kritisch.

Krame nach meinem Maßband. Leider habe ich vor dem Fasten nicht gemessen, habe deshalb also keine Vergleichsgröße. Rein subjektiv glaube ich aber, am Bauch abgenommen zu haben. Ich möchte trotzdem zu gern wissen, wie es um meinen Umfang bestellt ist. Man legt das Maßband um die Taille, die schmalste Stelle – und geradezu reflexartig ziehe ich den Bauch ein. „Ausatmen!", ermahne ich mich. „Locker lassen!" 74 Zentimeter, sagt das Maßband. Laut den Artikeln im Internet habe ich somit ein niedriges Risiko. Immerhin. Ansonsten finde ich den Umfang eher ernüchternd. In meinem Kopf spuken Maße wie 90-60-90. Zerre am Maßband und schnüre mich ein, bis ich die 60 sehen kann. Wer um alles in der Welt hat eine so schmale Taille? Unglaublich. Schaue mir Fotos von Frauen mit solchen Maßen an. Lena Gercke, die erste Gewinnerin bei *Germany's Next Topmodel* hat angeblich bei 1,79 Zentimeter ein Gewicht von 55 Kilo und die Maße

90-62-89. Also fast genau 90-60-90. Das entspricht untenrum einer Kleidergröße 32. Mit einer Taillenweite von 74 Zentimetern fühlt man sich im Vergleich wie ein Speckmops, aber bis vor wenigen Jahren war mir nicht mal bekannt, dass es erwachsene Frauen gibt, die Kleidergröße 32 tragen. Mit einer Taillenweite von 74 liege ich, laut gängigen Maßtabellen für Klamotten, im Bereich der Größe 40. Mit 73 Zentimetern noch gerade so bei 38. Das reicht mir völlig. Ich bin 55 Jahre alt und möchte gern gesund und fit sein. Eine Kleidergröße 32 steht nicht auf meinem Wunschzettel. Wozu auch? Ich bin kein Model. Ich muss mich nicht in eine Kindergröße schrumpfen. Zu wissen, mit meinem jetzigen Umfang gut in eine 40 zu passen, finde ich schon toll.

Realistische Ansprüche machen das Erreichen vermeintlicher Ziele sehr viel leichter. Nicht jeder ist als Größe 32 gedacht. Wozu auch? Wollen Sie mit ihrem zwölfjährigen Kind Klamotten tauschen?

Davon mal abgesehen ist bei einer Größe von 1,79 Metern ein Gewicht von 55 Kilo sehr niedrig und bedeutet einen BMI von 17,2. Das gilt als Untergewicht. Also nichts, was man anstreben muss.

TAG 22

Habe mich nach Rücksprache mit meiner Ärztin entschieden, Zink, Magnesium und ein paar Vitamine zu nehmen. Der Körper hat zwar Reserven für eine lange Zeit, aber sicher ist sicher. Und schaden kann es ja nicht.

Mache brav mein sehr gemütliches Yoga und laufe knappe sechs Kilometer. Mehr mag mein Körper zurzeit einfach nicht. Ich bin langsam. Sehr langsam. Schildkrötenlaufstyle. Aber ich fühle mich gut. Ich muss niemandem etwas beweisen. Ich renne nicht, um mich nachher an neuen Bestzeiten zu ergötzen, sondern einfach nur für mein Wohlbefinden. Lasse sogar meine Pulsuhr zu Hause. Ich fange an, tatsächlich mehr auf meinen Körper zu hören. Immer mehr. Mal scheint er leistungsfähiger, mal ist er eben eher müder. Mal gibt er Gewicht ab, mal sträubt er sich und klammert sich an jedes Gramm wie eine Helikoptermami.

Ich lerne, das zu akzeptieren. Schon weil es alternativlos erscheint. Das ist eine Form des Erkenntnisgewinns, die mir guttut. Und die, gerade wenn man älter wird, auch sinnvoll ist. Der Mensch und seine Leistungen sind eben auch tagesformabhängig. Niemand kann dauerhaft rund um die Uhr auf Hochtouren laufen. Und wenn schon. Der Körper verlangt nach Pausen. Die muss man ihm gönnen. Auf ein Tief folgt irgendwann auch ein Hoch. Kann halt manchmal dauern. Das auszuhalten muss man nur lernen. Sich daran zu gewöhnen kann einem das Altern leichter machen. Ein bisschen netter mit sich selbst zu sein, versöhnlicher zu werden scheint Sinn zu machen. Nicht alles lässt sich willentlich steuern. Körper und Geist in eine Art Einklang zu bringen, nicht gegeneinander auszuspielen. Auch das ist etwas, was man besser akzeptiert.

Heute Abend bin ich mit vier Freundinnen verabredet. Zum Essen. Ich dann eher zum Zugucken. Natürlich weiß ich, dass es leichter wäre, einfach zu Hause zu bleiben und meine Brühe zu schlürfen. Aber ich weigere mich, sämtliches Sozialleben einzustellen, nur weil ich faste. Ich bin ja keine Profi-Eremitin. Ich bin einfach gern mit Menschen zusammen.

Was mir immer mehr auffällt, je länger ich faste: Gesellschaft, der Kontakt mit anderen, soziales Leben im Allgemeinen ist zumeist mit Essen verbunden. Und mit Alkohol. Essen und Alkohol schaffen eine Verbindung. Man trifft sich zum Kaffee, zum Brunch oder eben zum Abendessen. Man grillt, man macht Picknick – selbst bei Sportveranstaltungen gibt's Kuchen und Würstchen. Warum eigentlich gehen wir so selten nur mal schön zusammen spazieren? Und wenn wir das tatsächlich tun, endet es eigentlich auch immer mit einem fetten Schnitzel mit Bratkartoffeln in einem Landlokal oder einem dicken Stück Pflaumenkuchen mit Sahne und einem Latte macchiato. Oder einem Hefeweizen. So, als lange ein Spaziergang als Unternehmung nicht. Als brauche es eine abschließende Belohnung dafür, dass man diese Anstrengung auf sich genommen hat. Das war schon früher so. Essen war der Köder, wenn wir als Kinder mit unseren Eltern spazieren waren. „Nachher kehren wir ein und ihr bekommt eine Fanta. Oder einen Kaiserschmarrn. Oder ein Kinderschnitzel. Oder vielleicht sogar alles!" Essen ist ein phänomenaler und internationaler Lockstoff. Essen ist Zuflucht. Essen mag jeder. Essen ist ein Bindeglied. Egal wie verschieden Menschen sind, wie alt oder jung: Essen eint. Wenn wir nicht wissen, was wir tun sollen, essen wir gern. Essen ist auch Ablenkung. Beschäftigung. Ich kenne das nur zu gut von mir selbst. Sitze ich abends mal vor dem Fernseher und bin eigentlich gelangweilt, zieht es mich fast schon magisch zum Kühlschrank. Der Gedanke, was könntest du tun, endet oft bei: Ach, wie wäre es, was Kleines zu essen. Oft genug bleibt es nicht bei etwas Kleinem. Sobald ich anfange, kann ich kaum mehr aufhören. Dabei ist es nicht der Hunger, der einen antreibt, sondern die Langeweile. Oder die Einsamkeit. Das Gefühl, allein zu sein. Ein Gefühl, das man auch haben kann, wenn jemand neben einem sitzt. Essen ist dann nicht Hungerstiller, sondern Gesellschaft, Trost, Beschäftigung und natürlich manchmal auch Genuss. Aber eben nicht primär. Essen hat oft genug nur eine Stellvertreterfunktion.

Und dann gibt es Handlungen, die im Kopf zwangsläufig mit Essen verknüpft sind. Ausgehen zum Beispiel. Nehme mir vor, in Zukunft häufiger etwas zu unternehmen, was nicht zwangsläufig Essen inkludiert. Aktivität ohne Nahrungsaufnahme. Bin gespannt, ob das nicht eine sehr einsame Tätigkeit werden wird.

Beim Abendessen ist alles dann weniger schlimm als gedacht. Klar, meine Freundinnen essen. Warum auch nicht? Wir sind schließlich in einem Restaurant. Niemand muss verzichten, nur weil ich das tue. „Ist das nicht grausig, jetzt hier zuzugucken?", fragen sie und man hört wirklich Mitleid in ihren Stimmen. Ja, es ist auf eine Art grausig. Aber, und das ist das Gute: Es geht ziemlich schnell vorbei. Guckt man bei einem Abendessen mal auf die Uhr, bemerkt man, in einer guten halben Stunde ist alles aufgegessen. Das heißt: Man muss das Ganze nur eine halbe Stunde lang aushalten. Dann ist der Teller im Normalfall leer. Das kann man schaffen. Dann ist die Versuchung wortwörtlich vom Tisch.

Zum Glück hat niemand ein Mehrgangmenü bestellt. Ich trinke zum Ausgleich. Wasser, Wasser und noch mal Wasser. Geradeso, als würde ich ansonsten spontan verdörren. „Wie ist das denn für euch? Mir hier beim Nichtessen zuzusehen?", frage ich meine Freundinnen. „Seltsam!", finden sie. Zum einen weil sie mich als gute Esserin kennen – und das für mich schon ziemlich ungewöhnlich sei –, zum anderen gesteht eine: „Macht einem irgendwie ein schlechtes Gewissen. Man fühlt sich so gefräßig nebendran und denkt darüber nach, warum man das nicht selbst mal macht. Gleichzeitig ahnt man aber, dass man es nicht schaffen würde, und das macht einen irgendwie wütend. Auch auf dich. Obwohl es nicht logisch ist." Ich kann diese Aussage nur zu gut verstehen. Ich kenne das von mir. Früher, in meiner Moppelphase, hatte ich oft ein ungutes Gefühl, wenn eine Moppelfreundin abgenommen hat. Nicht dass ich es ihr nicht gegönnt habe, eher hatte ich das Gefühl, es erhöht den Druck auf mich. Wenn sie es kann, ist es ja eindeutig möglich. Also müsste ich es auch können, kriege es aber – jedenfalls momentan – nicht hin. Das macht einen verdammt ärgerlich. Und weil man ungern sauer auf sich selbst ist, verschiebt man den Ärger und die Wut auf die andere Person. Dieses Verhalten sieht man oft bei Frauen, die insgeheim gern schlanker wären. Verlässt eine der „Leidensgenossinnen" die „Moppelfront", erntet sie selten Anerkennung. Im Endeffekt: eine Selbstschutzreaktion. Dann sagen Frauen auch mal Dinge wie: „Ausgemergelt sieht sie aus!", „Guck dir den Hals an!" oder „Ich bin lieber Kuh als Ziege, mir ist mein Gesicht wichtiger als mein Hintern" oder Ähnliches. Selbst sehr schlanke Frauen können kiebig werden, wenn man in ihre Gewichtsklasse wechselt. „Jetzt reicht es aber wirklich!", sagen die dann gern und man ist einfach nur erstaunt, denn sie sind sehr viel dünner als man selbst. Ist das einfach ihre Domäne, in der man nichts verloren hat? War das ihr Ass im Ärmel? Nach dem Motto: „Sie ist erfolgreicher im Beruf oder schlauer oder hat einen Kerl oder ein Reiheneckhaus oder was auch immer, aber dafür bin ich dünn! Immerhin."

Ich finde all das doof, erwische mich aber auch manchmal bei solchen Gedanken. Ich kann den Einwand einer meiner Freundinnen also durchaus sehr gut verstehen. Doch ich will niemanden unter Druck setzen. Nichts liegt mir ferner. Wieso sollte ich auch? Dennoch will ich selbst entscheiden und nicht essen müssen, nur weil es sonst sozial auffällig ist. Das finde ich, ginge auch zu weit. Ich faste und es ist meine Entscheidung. Niemand muss meine Begeisterung teilen. Niemand muss das für eine gute Idee halten. Jeder darf darüber denken, was er oder sie will. Von Freunden allerdings erhoffe ich mir eine gewisse mentale Unterstützung. Die meisten sind auch sehr ermunternd, spornen mich an und sind insgesamt sehr wohlwollend. Und sie halten es aus, dass ich nicht essend mit ihnen ausgehe. Danke dafür.

Mit dem Nichtessen ist es ein bisschen wie mit dem Alkohol. Wer nicht trinkt, muss sich oft genug dafür rechtfertigen. Weil er oder sie nicht trinkt. „Hattest du da mal ein Problem?", fragen Leute dann gern mal vorsichtig. Verneint man, sind sie verwirrt. Eigentlich seltsam. An sich sollte es doch umgekehrt sein. Aber Alkoholkonsum ist die Norm, nicht zu trinken finden Menschen komisch. Zumeist jedenfalls.

Beim Essen gibt es kein Entweder-oder. Es gilt, ein einigermaßen vernünftiges Maß zu finden. Genau das macht die Esssucht – oder freundlicher gesagt: das Essverhalten – so viel schwieriger zu beherrschen und zu steuern als jede andere Sucht. Alles andere, Alkohol, Drogen oder Zigaretten kann man rein theoretisch einfach lassen. Das geht beim Essen nicht. Nichts zu essen, also zu Fasten, ist eine zeitliche Variante mit klaren Grenzen. Deshalb heißt es auf lange Strecke, essen lernen mit Verstand und trotzdem ausreichend Genuss.

Das wäre jedenfalls mein Ziel. Essen nur als schnöde Nährstoffquelle zu sehen würde mir viel Lebensfreude nehmen. Dieser Preis wäre mir zu hoch. Dafür macht mir Essen zu viel Spaß. Mein Ziel: Keine Gewichtshysterie, gelegentliche Völlerei erlaubt, aber insgesamt mit einem Hauch mehr Augenmaß. Gewichtsausschläge im Blick behalten, ohne allzu streng zu sein. Nicht manisch werden.

Über diesen irgendwie entspannten nicht zu zwanghaften Umgang mit Nahrung denkt man beim Fasten fast automatisch nach. Wieso kann ich manchmal abends – allein in einem Hotelzimmer zum Beispiel – der Minibar nicht widerstehen, obwohl ich es aushalte, drei Wochen am Stück nicht zu essen? Wo liegt hier der entscheidende Faktor? Hunger ist es so gut wie nie. Das immerhin weiß ich. Die Ausrede würde ich nicht mal mir selbst glauben können. Ich bin selten so ausgehungert, dass ich es nicht bis zum nächsten Frühstück aushalten könnte. Ich glaube, sich darüber bewusst zu werden, hilft.

Ich kenne viele Frauen, die jeden Bissen, den sie zu sich nehmen, protokollieren. Das mag als Bestandsaufnahme, wenn man denn plant, Gewicht zu verlieren, sinnvoll sein. Einfach um mal zu sehen, was man so, quasi nebenbei, vertilgt. Aber dauerhaft habe ich dazu keine große Lust. Dieses ewige Sichkontrollieren widerstrebt mir. Ich hätte es gern lässiger, intuitiver, ohne dass mir alles aus dem Ruder läuft. Mal schauen, ob das langfristig machbar ist. In den letzten Jahren ist es auf jeden Fall schon sehr viel besser geworden. Aber alte Gewohnheiten sind wie festzementiert. Es braucht lange, um sie ad acta zu legen und das Gehirn auf neue Gewohnheiten einzustimmen. Ich meine, das Fasten trägt dazu bei.

69,0 Kilo heute. Schon wieder. Habe ich mich gestern tatsächlich über 100-Gramm-Abnahme-Schritte beschwert? Jetzt habe ich ein Pfund zugenommen. Mit Nichtessen! Herzlichen Dank. Ich möchte meinem Körper am liebsten einen saftigen Mahnbescheid schicken! Spinnt der eigentlich? Das kann doch gar nicht sein! Muss über mich selbst lachen. Wenn hier eine spinnt, dann ich!

TAG 23

68,5 Kilo. Trotz der Abnahme – 500 Gramm immerhin – habe ich heute das Gefühl, dass all meine Euphorie und Hochstimmung die Flatter gemacht und sich bei jemand anderem ein hübsches neues zu Hause gesucht haben. Einfach so, über Nacht. Ich bin richtiggehend fastenmüde. Habe die Faxen dicke und will mein altes essendes Ich zurück. Ich habe teuflische Sehnsucht nach Nahrung. Visionen. In meinem Kopf sind Bilder von dampfenden frischen Kartoffeln. Erstaunlich, weil Kartoffeln in meinem bisherigen Leben gar nicht so einen hohen Stellenwert hatten. Jetzt schwelge ich in Kartoffelträumen. Warme, weichgekochte Kartoffeln. Oder Kartoffelbrei. Alternativ ein großer frischer Salat mit Pellkartoffeln. Obst wäre auch schön. Eine gute Pasta …

Stattdessen trinke ich heißes Wasser mit Ingwer und Zitrone – und träume weiter. Heute fällt es mir verdammt schwer, standhaft zu bleiben. Ich höre in mich rein. Habe ich wirklich Hunger oder sind es einfach Gelüste? Bin ich nur eine Runde selbstmitleidig oder ist es schlichtweg genug? Zum Glück habe ich keinen aushäusigen Termin und kann mich verkriechen. Ich glaube, auch dieses „Verkriechen-wollen" gehört irgendwie zum Fasten. Es gibt unterschiedliche „Verkriech-Varianten": Man kann sich einfach in eine Form der Stille zurückziehen. Merken, dass man Zeit für sich braucht. Da gehört Melancholie nicht unbedingt dazu. Man kann nämlich auch sehr freudig still sein. Und Ruhe brauchen und sie in stiller Zufriedenheit genießen. Ganz für sich allein.

Ich hingegen bin heute irgendwie larmoyant. Von Zufriedenheit weit entfernt, obwohl ich doch allen Grund dazu hätte. Bemitleide mich ausgiebig selbst. Natürlich lächerlich und eigentlich auch sinnfrei, schließlich hat mich niemand zu diesem Abenteuer gezwungen. Mein Fasten ist eine absolut bewusste und freiwillige Entscheidung. Die Zeitspanne habe ich selbst gewählt. Trotzdem hadere ich. Mit mir und meinem „bedauernswerten" Zustand. Suhle mich richtiggehend in meinem Jammer. Lese im Internet Rezepte. Was ist heute nur mit mir los? Wohin ist meine Euphorie entschwunden?

Entdecke in einer Handtasche ein angegammeltes Päckchen Lutschbonbons. Meine Lieblingssorte Cranberry. Ehe ich groß drüber nachdenke, habe ich mir bereits eins in den Mund geschoben. Fast automatisch. Ich bewundere jeden, der es schafft, ein Bonbon bis zum Ende nur zu lutschen. Bei mir setzt irgendwann der Zubeißreflex ein. So auch dieses Mal. Ich zerknacke das Ding. Der Geschmack ist süßer, als ich ihn in Erinnerung hatte. Während ich es schlucke, bereue ich es schon. Esse aber trotzdem ein weiteres und noch ein weiteres. Dann erst kann ich aufhören. Muss ich aufhören, denn die Packung ist leer. Ich bin irgendwie entsetzt von mir selbst. Was war denn das eben? Ein kurzer Flashback in meine alten Gewohnheiten? Trostessen? Ich könnte mir selbst eine knallen. Am 23. Tag ein solcher Ausrutscher. Absolut unnötig. Versuche, mich wieder abzuregen. Es waren nur drei zuckerfreie Bonbons – kein Steak mit Pommes. Eine ganze Packung, das checke ich schnell, hat etwa 120 Kalorien. Das sollte also wirklich keine Rolle spielen. Es war blöd, aber immerhin habe ich nicht weitergegessen. Im Normalfall hätte ich mir nach den Bonbons noch irgendwas anderes gesucht. Brauchte mein Körper mal was Süßes? Oder einfach nur einen Stimmungsaufheller?

Fühle ich mich jetzt besser? Nicht wirklich. Im Gegenteil. Entscheide mich, diesen winzigen Verstoß mit Fassung zu tragen. Auf die lange Strecke gesehen ist es nun wirklich lächerlich. Ich habe fast 23 Tage alles brav durchgezogen. Von drei Drops lasse ich mir das nicht versauen. Trinke viel Wasser mit einem Spritzer frischer Zitrone hinterher und versuche, das Ganze mit Humor zu nehmen.

Nachmittags – nach einer kleinen Siesta mit meinem neuen Liebling, dem Leberwickel – bin ich ein bisschen besser drauf. (Leberwickel klingt nach wahnsinnig viel, ist genau betrachtet allerdings nicht viel mehr als eine umwickelte Wärmflasche auf der Leber. Sie soll beim Entgiften helfen.)

Aber die unbändige Lust auf Essen ist auch nach dem Wickel noch immer da. Tobt in meinem Gehirn. Sendet mir immerzu verlockende Bilder. So, als würde mein Unterbewusstsein mein Handeln absichtlich torpedieren wollen. Komme mir vor, als hätte mich jemand zurückgebeamt in die ersten Fastentage. Bin unsicher, zweifle und möchte am liebsten in den nächsten Laden fahren und den Einkaufswagen vollladen.

Werde diesem Appetit einfach davonlaufen, beschließe ich. Laufen hat bei mir oft eine stimmungsaufhellende Wirkung. Außerdem kann man beim Laufen nur ausgesprochen schwer essen und es lenkt ab. Einen Versuch ist es allemal wert. Es kostet mich heute sehr viel Überwindung, aber ich tue es, weil ich weiß, was es bewirken kann. Laufe knapp fünf Kilometer, eine Distanz, über die ich sonst mit einer gewissen Überheblichkeit gern mal arrogant lächle. Jetzt reichen mir diese fünf Kilometer. Ich lege sogar bei einer leichten Steigung eine kurze Gehpause ein. Etwas, was mich normalerweise sehr grämt. Heute ist es mir egal. Mein Körper mag hier nicht raufrennen. Dann halt nicht. Ich versuche schließlich, auf ihn zu hören. Etwas, was ich vermehrt tue. Fasten führt zu einer gewissen Innenschau.

Aber heute ist einfach nicht mein Tag. Ich mag nicht mehr. „Es reicht doch jetzt auch wirklich!", sagen Menschen aus meinem Umfeld. „Man muss es ja nicht übertreiben", „Das kann doch nicht gesund sein", „Das ist Raubbau am Körper!", meinen sie. In meiner miesen Stimmung bin ich geneigt zuzustimmen. Einerseits. Andererseits empfehlen alle Fastenprofis bei einer Krise – und das heute hat was von einer fulminanten Krise –, einfach einen Tag abzuwarten und die Entscheidung zu vertagen. „Kleine Krisen gehören zum Fasten!", behaupten sie. „Treffen sie keine übereilten Entschlüsse! Morgen kann alles ganz anders aussehen!" Normalerweise kommen diese Krisen sehr viel früher. Ich beschließe, wie bei anderen Entscheidungen im Leben, schlicht eine Nacht darüber zu schlafen. Dann sehen wir weiter. Ein bisschen zweifeln und sich ein wenig quälen scheinen eben Bestandteile des Fastens zu sein. Wenn es morgen nicht besser ist, werde ich das Fasten beenden. Allein diese Option lässt mich ein wenig besser gestimmt einschlafen. Schließlich zwingt mich niemand. „Ich tue es freiwillig und kann jederzeit aufhören" – diesen Satz wiederhole ich mantramäßig. Das nimmt dem Ganzen Druck. Zu wissen, ich kann es lassen, entspannt mich. Morgen ist ein neuer Tag. Morgen werde ich eine Entscheidung treffen. Aufzuhören heißt nicht unbedingt zu scheitern. Es kann auch ein weiser Entschluss sein.

TAG 24

Heute Morgen wieder sehr früh (für meine Verhältnisse!) aufgewacht. Es ist kurz vor sechs Uhr und noch dunkel draußen. Mein Körper braucht weniger Schlaf, seit ich faste. Und ich habe das Gefühl, sehr gut geschlafen zu haben. Tief. Ich bin ausgeruht und auch in meinem Kopf herrscht eine angenehme Ruhe und Gelassenheit. Ich fühle mich sehr viel besser als gestern. Aufgeben ist keine Option mehr. Ich bin froh, den schlechten Tag mit dem Bonbon-Ausrutscher ausgehalten zu haben. Scheine die Krise einfach weggeschlafen zu haben. Muss spontan grinsen, als ich über meine Essattacke nachdenke.

Die Waage straft mich zum Glück nicht ab. 68,2 Kilo zeigt sie mir heute Morgen. Wieder 300 Gramm weg.

Das Weniger an Schlaf führt dazu, dass der Tag immer länger wird. Wer nicht isst, muss so gut wie gar nicht einkaufen. Wasser, Tee und Gemüse für die Brühe. Ein bisschen von meinem Liebling, dem Tomatensaft. Ein paar Orangen, um mir Saft zu pressen. Mehr braucht es nicht. Klopapier darf man natürlich auch nicht vergessen. Es ist erstaunlich, was so ein Darm immer noch in sich trägt. Auch nach 24 Tagen. Man sollte doch annehmen, wenn man oben nichts nachfüllt, kommt unten auch nichts mehr raus. Weit gefehlt. Es gibt im Leben immer wieder Überraschungen. Jeden zweiten Tag mache ich weiterhin brav meine Einläufe.

Dieses Mehr an Zeit ist schön. Es nimmt Tempo aus dem Leben. Ich fühle mich weniger gehetzt. Entspannter. Es ist ein bisschen wie mit den Empfehlungen in Zeitschriften: einfach früher aufzustehen, um ein wenig Zeit für sich allein zu haben, damit man, bevor die Familie und der Alltag aus dem Tiefschlaf erwachen, in Ruhe zu sich kommen kann. Ich bin keine Frühaufsteherin. Ganz im Gegenteil. Kämpfe um jede Viertelstunde, die ich länger im Bett liegen kann. Obwohl ich längst im Alter für präsenile Bettflucht wäre, kann ich noch immer mühelos bis zehn schlafen. Während des Fastens hat sich das geändert. Ich wache früh auf und fühle mich ausgeschlafen. Habe kein Bedürfnis, mich noch mal umzudrehen. Normalerweise brauche ich etwa acht Stunden Schlaf, jetzt scheinen mir sechs zu genügen. Weniger Schlaf, keine Essenszubereitung und damit mehr Zeit für alles andere. Ich merke, wie mir diese Entschleunigung guttut.

TAG 25

Ein Freund erzählt mir eine gruselige Geschichte. Auf seiner wunderschönen, unglaublich riesigen und geschmackvoll eingerichteten Finca auf Mallorca (ja richtig, Sie hören einen Hauch von Sozialneid heraus) sind die Ratten eingefallen. Er und sein Liebster waren nicht da und die Tiere haben sich durch den Waschmaschinenschlauch ins Haus genagt. Das Erstaunliche: Sie sind nicht an die Küchenvorräte gegangen. Sie haben aber alles Plastik angenagt. Können sich Ratten von Plastik ernähren? Ich bin erstaunt. Darben können sie auf jeden Fall ausgezeichnet. Ratten sind bekannt dafür, sehr lange ohne Nahrung auskommen zu können. Eine kleine Internetrecherche liefert Details: etwa 14 Tage lang, nicht ohne Wasser, aber ohne feste Nahrung. Tja, liebe Ratten, ich habe euch inzwischen locker getoppt.

Es gibt viele Tiere, für die Nahrungsverzicht zum normalen Lauf der Dinge gehört. Zugvögel zum Beispiel legen auf ihrem langen Weg von Nord nach Süd keinerlei Snackpausen ein. Das beeindruckt mich, die ich selbst auf einem kleinen Flug von Frankfurt am Main nach Mallorca sehr froh bin, wenn ich ein labbriges Brötchen bekomme. Mal davon abgesehen, dass diese Zeiten inzwischen vorbei sind.

Die Pfuhlschnepfe, einer der Superzugvögel, fliegt 11.700 Kilometer von Alaska bis Neuseeland ohne auch nur einen Zwischenstopp. Sie lebt auf dem Trip von ihren Reserven. Um genügend körpereigenen Proviant zu haben, haut die Pfuhlschnepfe vor der großen Reise so richtig rein. Sind die Fettreserven irgendwann leer, bedient sich der Organismus sogar an der Flügelmuskulatur. Ist die Pfuhlschnepfe am Ziel angekommen, werden die Vorräte schnell aufgefüllt. Aale sind ebenso wahre Fastenmeister. Sie schwimmen gut 6.000 Kilometer, ohne irgendwelche Nahrung aufzunehmen.

Die absoluten tierischen Hungerweltmeister aber sind die Zecken. Ein gemeiner Holzbock (die häufigste Zeckenart in Deutschland) kann angeblich bis zu zwei Jahre hungern. Auch Pinguine können monatelang fasten. Sie fressen sich vorher eine ordentliche Wampe an und überstehen so die Fastenzeit.

Machen sich Tiere über diesen Nahrungsentzug Gedanken? Beherrscht er ihr Gehirn? Oder nehmen sie es einfach stoisch als gegeben hin? Das wäre eine Taktik, die an schlechten Tagen hilfreich sein könnte. Sich selbst einfach mal sagen: Es ist so. Und es geht vorbei. Damit zu hadern bringt keine Vorteile, macht die Sache mit Sicherheit nicht leichter. Aber heute habe ich einen guten Tag. Mein Fastentief ist definitiv verschwunden. Warum weiß ich nicht, aber ich genieße es.

Übrigens – für die Statistik: 68 Kilo. Für mich ein Traumgewicht. Zwei Kilo Abstand zur Sieben. Eine Art Kilo-Schutzpuffer. Ein schöner Start in die letzten zehn Fastentage.

Noch toller als das Gewicht ist es, dass ich so gut wie keine Schmerzen habe. Der Hüftschmerz ist komplett weg. So, als wäre nie was gewesen. Und meine rechte Schulter scheint auch langsam aufzugeben. Ich bewege mich völlig entspannt. Diese latente Angst, durch eine falsche Bewegung Schmerzen zu verursachen, ist vergangen. Das ist schön.

TAG 26

Fasten heißt auch nach innen sehen. Anfangs habe ich das ein bisschen belächelt, habe immer gedacht, dass ich mit Spiritualität so gar
nichts am Hut habe. Vielleicht ist das falsch. Vielleicht verknüpfe ich
Dinge mit Spiritualität, die gar nicht unbedingt zwangsläufig dazu-
gehören. Religion zum Beispiel. Ich bin kein religiöser Mensch. Auch
Esoterik bedeutet mir nichts. Esoterik wird oft als eine Form der ma-
gischen Religiosität definiert. Aber Spiritualität muss beides nicht im
Schlepptau haben. Spiritualität bedeutet in erster Linie mal Geistig-
keit. Eine kritische Suche nach Sinn.

Vielleicht habe ich mir für eine Art Besinnung aufs Innere auch nur
viel zu selten Zeit genommen. Woran es auch liegt, inzwischen merke ich, dass es stimmt: Beim Fasten hält man eine Innenschau. Die
Verbindung von Körper und Geist wird mehr als deutlich. Ich denke
über vieles in meinem Leben nach. Mache Großputz, nicht nur in meinem Körper, in meinen Zimmern, sondern auch bei anderen Themen.
Denke zum Beispiel über Freundschaft nach. Was ist das eigentlich?
Was macht wahre Freunde aus? Darf man Freunde aussortieren wie
alten Lidschatten?

In meinem Kopf geht es rund. Ich habe ein paar wenige Freunde, die
politisch für mich sehr fragwürdige Theorien vertreten. Bisher habe
ich wacker dagegengehalten, aber inzwischen doch gemerkt, dass
unsere extrem unterschiedlichen Auffassungen einen Riss zwischen
uns aufgetan haben. Vor jedem Treffen wappne ich mich innerlich
und frage mich immer häufiger, ob ich mit Menschen, die so wenig
Empathie zeigen, eigentlich etwas zu tun haben will? Sicher, sie können recht amüsant sein, aber reicht das? Ist ihr latenter Rassismus und
ihre Gnadenlosigkeit in vielen Belangen nicht eigentlich Grund dafür,
sich abzuwenden? Oder muss man das einfach ausblenden? Langt es,
immer wieder seinen Standpunkt zu vertreten, oder muss man auch
Konsequenzen ziehen? Hat man gefälligst zu akzeptieren, dass andere eben anders denken? Ist das alles nur eine Frage der Toleranz oder

hört ab einem gewissen Punkt eben auch Toleranz auf? Blendet man gewisse Themen einfach aus? Ignoriert man bestimmte Äußerungen? Ich weiß, das würde ich nicht schaffen. Beschließe, die „Freunde" nicht offensiv und mit lautem Getöse auszumustern, sondern mich einfach zurückzuziehen. Ohne Krach. Sie kennen meine Meinung und letztlich sind wir vielleicht doch keine wirklichen Freunde.

Ich muss auch den Begriff „Freundschaft" überdenken. Was erwartet man von Freunden? Ist man selbst eine gute Freundin? Stufe diese „Freunde" mental zu Bekannten herunter, was meinen Kopf ungemein entspannt. Die Erwartungshaltung sinkt schlagartig. Es sind Menschen, die ich kenne, mit denen ich auf einer Party mal ein wenig plaudern kann, aber es sind eben keine Freunde. Muss ja auch nicht jeder mein Freund sein. Überzeugungen erfordern ab und an auch Maßnahmen. Machen nicht immer beliebt. Vielfalt, auch Meinungsvielfalt, kann durchaus sehr inspirierend sein, aber dumpfe Parolen mag ich nicht anhören. Im Alltag kann man ihnen oft genug leider nicht mehr entkommen, aber wen man privat trifft, entscheidet man ja selbst.

Die Fastenzeit ist eine wirklich gute Gelegenheit, über viele Dinge im Leben nachzudenken. Man hat nicht nur mehr Zeit dafür, sondern auch ein inneres Bedürfnis danach. Fasten nimmt Dimensionen an, die weit über das Körperliche hinausgehen (über diesen Satz hätte ich vor vier Wochen noch müde gelächelt!). Fasten hinterfragt jegliche Gewohnheiten.

Im Netz liest man von vielen Menschen, die während des Fastens Beziehungen überdenken, überlegen, ob sie im Leben überhaupt noch auf der richtigen Spur sind oder ob das jetzt nicht ein willkommener Anstoß zur Veränderung sein könnte. Fasten macht klar im Kopf. Und mich macht es irgendwie auch mutiger. Zu wissen, dass man es schafft, so lange auf Nahrung zu verzichten, führt dazu, dass man sich auch jede Menge andere Dinge zutraut. Das Selbstbewusstsein bekommt einen Schub. Man merkt, man ist sehr viel willensstärker, als man sich selbst zugetraut hat. Eine gute Erfahrung. Vielleicht auch, weil man beim Fasten oft Widerspruch bekommt und trotzdem standhaft sein Ding durchzieht. Ich muss nicht jedem gefallen und es auch nicht jedem recht machen. Das sind angenehme Erkenntnisse. Ich kann auch mal einen widrigen „Bonbon-schlechte-Stimmung-Tag" aushalten, ohne klein beizugeben. Eine weitere gute Erfahrung.

Insgesamt habe ich die Zeit bisher als eine große Reise in mein Innerstes erlebt. Wie gesagt, vor knapp vier Wochen hätte ich es nicht für möglich gehalten, einen solchen Satz jemals zu schreiben, geschweige denn zu denken. Fasten stellt sich für mich als ein aufregender Trip mit Höhen und Tiefen heraus. Ich habe gemerkt, was mein Körper alles kann und aushält. Wie wirksam eine simple Maßnahme wie Nahrungsentzug sein kann. Würde ich es wieder tun? Auf jeden Fall. Die Gesamterfahrung – jedenfalls bisher – ist positiv. Das Fasten hat ein bisschen was von Verpuppen und neu Schlüpfen. Bin schon jetzt gespannt, was die Zeit danach bringt. Verändert das Fasten nachhaltig?

68,1 Kilo. Eine 100-Gramm-Zunahme, die mich heute nicht kratzt.

TAG 27

Es ist komisch, wie oft man über Essen nachdenkt, obwohl man nicht isst. Vielleicht genau deswegen? Heute jedenfalls ist mal wieder ein solcher Tag. Liegt es daran, dass sich mein Fasten dem Ende zuneigt? Nur noch acht Tage. Der Countdown läuft. Das Gröbste ist geschafft.

Ich schaue im Moment unglaublich gern Kochsendungen, reiße Rezepte aus Zeitschriften und überlege, was ich essen werde, wenn ich tatsächlich mal wieder esse. Habe Lust auf neue Lebensmittel. Neue Kombinationen. Essen ist eine allgegenwärtige Fantasie geworden. Aber eine sehr abstrakte. Etwas, an das ich mich gern erinnere, aber das mir von Tag zu Tag weniger fehlt. Eine seltsame Mischung. Essen ist zurzeit eine theoretische Möglichkeit – mehr nicht. Das erstaunt mich. Ich hätte Lust auf Essen, keine Frage, vor allem aber fehlt mir das Kauen immer mehr. Ich nehme ja durchaus Nahrung zu mir. In sehr überschaubaren Mengen selbstverständlich und ich bin auch nicht sicher, ob andere Leute das als Nahrung bezeichnen würden. Da müsste man schon sehr wohlwollend draufschauen. Das dünne Süppchen am Abend ist ja mehr ein würziges Heißgetränk. Inzwischen ist dieses Süppchen allerdings zu einem echten Tages-Highlight geworden. Etwas, worauf ich mich freue. Den Moment des Süppchentrinkens zelebriere ich richtig. Manchmal genehmige ich mir auch zwei große Tassen Tomatensaft mit heißem Wasser und fühle mich dann schon fast wie eine kleine Betrügerin. Trotzdem: Einfach mal etwas zwischen den Zähnen zu haben, tüchtig zu kauen wäre fantastisch.

Das Fasten führt bei mir dazu, dass ich über meine Begierden sinniere. Darüber, was ich so alles esse. Was ich meinem Körper zwischendurch immer mal wieder zumute. Brauche ich diese Dinge wirklich? Die Packung Schaumküsse oder die Chips, die ich quasi nebenbei inhaliere. Warum esse ich sie, wenn ich weiß, dass sie mir so gar nicht guttun? Wieso habe ich oft so gar keine Essbremse und benehme mich wie ein menschlicher Labrador? Will immer noch mehr und noch mehr? Werde ich es nach dem Fasten schaffen, mich ein bisschen zu zügeln? Kann ich lernen, langsamer zu essen? Fragen über Fragen. „Es wird sich zeigen, Susanne", sage ich mir.

67,9 Kilo. Es geht wieder abwärts. Nicht so rasant wie zu Beginn, aber das war ja eigentlich klar. Gute sieben Kilo bin ich jetzt los. Nach 26 Fastentagen. Das sind im Schnitt genau 269 Gramm am Tag. 1,9 Kilo die Woche. Damit werde ich nicht im Guinness-Buch der Rekorde landen, aber allein die Tatsache, dass mein Körper sieben Kilo weniger mit sich rumschleppt, merke ich. Und ich kann die Veränderung deutlich sehen. Meine Gesichtskonturen sind definierter. Dieses leicht Schwammige unter dem Kinn ist weg. Meine Schlüsselbeine zeigen sich deutlich. Meine Hüftknochen legen ganz allmählich ihre

Schüchternheit ab und wagen sich ein wenig aus der Deckung. Die stärkste Veränderung vollzieht sich an meinem Bauch. Muss mir neue Löcher in meinen Lieblingsgürtel stanzen lassen.

TAG 28

„Jetzt reicht es doch mal, du siehst schon ganz ausgemergelt im Gesicht aus!", bescheidet mir meine Mutter mal wieder. Das letzte Mal hat sie „schmal" gesagt, jetzt sagt sie: „ausgemergelt". Schlimmer geht immer. Das klingt wirklich nicht mehr freundlich. Aber es stimmt, ich bin schmaler im Gesicht geworden. Inzwischen fällt es mir auch auf. Klar, wenn der Körper Fett verbrennt, macht er das da, wo er will. Man kann nicht gezielt an bestimmten Stellen Fett verbrennen. Das wäre natürlich immens praktisch. Nach dem Motto: „Lieber Körper, das Fett bitte unbedingt an Oberschenkeln und Bauch verbrennen, aber mein Gesicht und meine Brüste bitte absolut in Ruhe lassen." Habe ein bisschen das Gefühl, mein Körper macht genau das Gegenteil. Aber alle fastenerfahrenen Menschen sagen, dass sich das leicht ausgezehrte Aussehen des Gesichts schnell legt, sobald man wieder isst. Dann reguliert sich der Wasserhaushalt und alles wird neu gepolstert. Ich hoffe, die Polsterung konzentriert sich vor allem auf mein Gesicht. „Es ist nur noch eine Woche und dann gibt es ja wieder Essen!", antworte ich meiner Mutter. „Dann wirst du ja noch schmaler, wenn du das noch eine Woche durchziehst!", kontert sie. Das mag sein, aber nach dem Fasten legt man automatisch zwei bis drei Kilo zu, selbst wenn man sehr behutsam anfängt zu essen. Das hat nichts mit dem angeblichen Jo-Jo-Effekt zu tun, sondern damit, dass sich der Darm füllt und man wieder mehr Wasser einlagert. Schon deshalb ist es doch praktisch, ein oder zwei Kilo mehr abzunehmen und einzukalkulieren, dass man die wieder draufpackt.

67,7 Kilo. Fühle mich gut. Wenn ich den Tag heute geschafft habe, sind vier ganze Wochen rum.

TAG 29

67 Kilo. Oh mein Gott! Was hat mein Körper heute Nacht bloß gemacht? Ein Fettverbrennungsfestival? Ein Extra-Work-out eingelegt? Einen heimlichen Ironman absolviert? Wasser in Mengen ausgeschwitzt? Meine Waage begrüßt mich heute Morgen mit einem spektakulären Minus von 700 Gramm. Ich wiege glatt 67 Kilo. Freue mich. Heute ist der erste Tag meiner letzten Fastenwoche. Es geht dem Ende entgegen. Bald werde ich wieder essen. Zurück im normalen Leben sein. Hoffe, dass meine neue und wunderbare Schmerzfreiheit im normalen Leben bleibt. Kann es immer noch kaum fassen, wie sehr das Fasten mein Rheuma beeindruckt hat.

Bin heute zu einem großen Grillfest eingeladen. Fühle mich inzwischen wirklich gut gewappnet, was die diversen Versuchungen angeht. Habe gelernt „Nein danke!" zu sagen. Was mir aber zunehmend schwerfällt, ist, mich zu rechtfertigen. Inzwischen halten mich viele in meinem Umfeld für komplett bekloppt und mit ihren Kommentaren auch nicht hinterm Berg. In den ersten Wochen habe ich mich immerzu ausführlich erklärt. Warum und wieso ich faste, was es bringen kann, wie es mir geht und wie es um die Forschung steht. Natürlich auch, dass ich medizinisch unterstützt werde. Dass ich das Okay von Ärzten für mein Unterfangen habe. Inzwischen habe ich diese Rechtfertigungslitanei weitgehend eingestellt. Für die meisten Leute spielen die Gründe sowieso keine Rolle. Sie haben eine feste Meinung und ganz egal, wie wenig sie vom Fasten wissen, ihre Meinung steht. Nicht zu essen ist ungesund. Bum. Aus. Fertig! Da ist jede Diskussion, jeder Erklärungsversuch vergebene Liebesmüh. Das habe ich inzwischen begriffen.

Nur wenn Leute wirklich interessiert sind und nachfragen, erzähle ich etwas. Ansonsten halte ich meine Klappe – oder probiere es zumindest. Ich esse einfach nicht. Und damit basta! Man muss nicht immer alles erklären.

So wie viele mein Fasten nicht verstehen können, geht es mir umgekehrt auch. Ich kann auch schwer verstehen, dass Menschen Dinge einfach per se verschmähen. Quasi aus Prinzip. Und oft auch aus Faulheit und Gewohnheit, egal wie groß ihr persönlicher Leidensdruck ist. Selbst sehr einfache und geringfügige Maßnahmen werden oft kategorisch abgelehnt. Eine Bekannte von mir leidet seit kürzerer Zeit unter Diabetes Typ 2. Ihr Arzt hat ihr dringend empfohlen, mehr Bewegung in ihr Leben zu bringen. Noch sei der Diabetes in einem Bereich, den man gut wieder in den Griff bekommen könnte. Wahrscheinlich sogar ganz ohne Medikamente. Mit ein bisschen Bewegung und gesünderer Ernährung. Etwas weniger Gewicht wäre auch gut. Sie war empört über diesen Vorschlag. „Ich bin noch nie sportlich gewesen, wie stellt der sich das vor?", hat sie uns erzählt. Geradeso, als hätte ihr Hausarzt gesagt, dass sie nächste Woche einen Marathon laufen muss. In einer Zeit unter vier Stunden. „Du könntest einfach täglich eine halbe Stunde spazieren gehen", habe ich freundlich vorgeschlagen. Sie hat nur demonstrativ geschnaubt. „Wann soll ich das denn bitte noch machen?", hat sie schnippisch zurückgefragt. „Ich arbeite Vollzeit, habe einen Haushalt und Kinder. Wann soll ich denn da einfach spazieren gehen?"

Es ist alles eine Frage der Prioritäten, denke ich nur und statt abends vier Folgen einer Serie zu gucken, könnte sie rein theoretisch natürlich spazieren gehen. Einen Salat zuzubereiten macht auch nicht mehr Arbeit als ihre Lasagne. Eher weniger. Ich erspare mir die Bemerkung, schließlich weiß ich selbst, wie schwer es ist, Gewohnheiten zu ändern. Den ersten Schritt zu tun. Rauszukommen aus der Komfortzone, in der man es sich so gemütlich gemacht hat. Klar ist es sehr viel leichter, eine Tablette zu nehmen. Oder zwei. Und dann schön verdrängen. Veränderungen sind anstrengend. Aber sie sind machbar. Und sie beflügeln.

Ich habe Verständnis, wenn jemand sagt, ich mag mich nicht ändern. Ich bin zu faul dazu. Es kostet mich zu viel Kraft. Aber so ehrlich sind die wenigsten mit sich selbst. Die meisten belügen sich gern und ausgiebig. Zu wenig Zeit ist die Standardausrede. Wenn es nur um eine schlankere Figur geht, ist das ja auch völlig in Ordnung. Äußerlichkeiten, die keine gesundheitlichen Auswirkungen haben, sind das eine. Sobald aber ernstere gesundheitliche Probleme dazukommen, sollte man versuchen, sich selbst mal ordentlich in den Hintern zu treten. Aber da wird dann schnell mal verharmlost. Nach dem Motto: „Diabetes ist doch gar nicht sooo schlimm und man ist mit dem Problem ja auch nicht allein. Gilt ja schon fast als normal in einem gewissen Alter." Wenn man die aktuellen Zahlen der *Deutschen Diabetes-Hilfe* sieht, kann man erschrecken:

- „In Deutschland gibt es aktuell mehr als sechs Millionen Menschen mit Diabetes. Dies ist eine Steigerung um 38 Prozent seit 1998. Altersbereinigt beträgt die Steigerung immer noch 24 Prozent.
- Jeden Tag gibt es fast 1.000 Neuerkrankungen.
- Dunkelziffer: Von diesen sechs Millionen weiß jeder Fünfte (= 1,3 Millionen) noch nicht von seiner Erkrankung.
- Mehr als 90 Prozent der Betroffenen leiden an Typ-2-Diabetes.
- 300.000 Menschen in Deutschland haben Diabetes Typ 1. Davon sind mehr als 30.000 Kinder und Jugendliche unter 19 Jahren."[1]

„Das lässt sich mit Medikamenten gut regeln!", behauptet auch meine Freundin. Ich finde, es gibt genug Krankheiten, die man seinen Genen verdankt und denen man mehr oder weniger wehrlos ausgesetzt ist. Schicksal ist ein verdammt harter Gegner. Manchmal kann man nicht viel machen. Das ist traurig. Aber etwas einfach aus Bequemlichkeit zu akzeptieren, etwas worauf man eventuell Einfluss haben kann oder zumindest könnte, ist irgendwie grob fahrlässig. Alle wollen möglichst gesund möglichst alt werden, aber bitte ohne jegliche Mühen. Dass das bisschen Mühen gegen eine beginnende Diabetes-Typ-2-Erkrankung im Vergleich zu den Mühen einer ausgewachsenen schlimmen Diabetes nur Pillepalle ist, sehen Menschen zunächst nicht. Diabetes kann tödlich sein.

Manchmal würden ganz kleine Änderungen im Alltag schon helfen. Bei vielen Erkrankungen. Warum es nicht wenigstens mal versuchen? Wir sind so viel willensstärker, als wir glauben. Ich verspreche: Man kann neue Gewohnheiten schaffen – auch als austrainierter und langjähriger Faulpelz. Ich weiß wirklich, wovon ich rede. Sport war für mich nie etwas, worauf ich nicht sehr gut hätte verzichten können. Sport war für mich lange etwas, was ich nur aus reinem Pflichtgefühl und eher widerwillig gemacht habe. Inzwischen gehört Sport tatsächlich zu meinem Leben. Wir haben uns sehr langsam angefreundet, der Sport und ich. Es hat gedauert. Und es gibt immer noch Augenblicke, in denen ich ihn mir gerne ersparen würde. Aber eben auch vermehrt Momente, in denen ich tatsächlich Lust auf Sport habe. Er fehlt mir, wenn ich es mal nicht schaffe. Das hätte ich früher für ausgeschlossen gehalten. Ich liebe vor allem das Gefühl, Sport gemacht zu haben. Dieser wunderbare Moment, in dem man weiß, man kann etwas abhaken, von seiner Agenda streichen. Man hat sich aufgerafft und etwas Gutes getan. Etwas Gutes für sich selbst.

Es stimmt wirklich: Man kann seine eigene Programmierung beeinflussen. Und sie durchaus verändern. Das hat etwas sehr Faszinierendes. Warum nicht mal was Neues ausprobieren? Warum nicht mal abends um den Block laufen? Es muss ja nicht jeden Abend sein. Aber drei- bis viermal die Woche? Genau das schlage ich sehr verhalten meiner Bekannten vor. „Es gibt ja wohl nichts Langweiligeres, als einfach dusselig vor sich hinzuspazieren!", antwortet sie. Und schaut mich an, als hätte ich vorgeschlagen, sie solle regelmäßig auf den Mars fliegen. Ich weiß, dass Walken und Laufen langweilig sein können. „Höre dabei Musik, eine Hör-CD, gehe mit einer Freundin, mit deinem Mann oder singe vor dich hin. Oder genieße einfach die Stille." „Eine Hör-CD, das könnte tatsächlich eine Idee sein, die mir gefällt!", erklärt sie zögerlich. „Ich mag es, mir vorlesen zu lassen." „Mache es zunächst mal für einen Monat. Ohne es jedes Mal in Frage zu stellen. Zwinge dich, egal wie groß die Widerstände sein mögen, es durchzuhalten. Und nach einem Monat entscheidest du neu!", schlage ich vor. Veränderungen müssen nicht immer radikal sein. Man muss nicht von null auf hundert beschleunigen. Kleine Schritte können auch etwas bewirken. Und wenn man merkt, oh, das geht ja leichter als gedacht, kann man sein Training immer noch intensivieren.

„Würdest du mal mit mir walken?", fragt mich meine Bekannte zögerlich. „So zum Einstieg?"„Klar!", sage ich und wir machen direkt einen Termin aus. Auch das ist immer gut. Verabredet zu sein. Sich verpflichtet zu fühlen. Sich selbst sagt man sehr schnell und problemlos ab. Man muss sich ja vor sich selbst kaum rechtfertigen. Findet schnell und leicht eine schöne Ausrede. Bei anderen hat man eine gewisse Hemmschwelle. Wenn man weiß, da wartet jemand, der sich im Zweifelsfall genauso überwinden musste wie man selbst, reißt man sich eher mal am sprichwörtlichen Riemen. Man kann sich auch gegenseitig herausfordern. Mit Freunden in einen Wettstreit treten. Wer schafft mehr Schritte pro Tag? Schon deshalb sind für manche Menschen auch Fitnesstracker, Armbänder oder Sportuhren ein Anreiz: Man sieht, wie wenig oder viel man sich bewegt. Ich habe eine Freundin, die, seit sie sich eine solche Uhr angeschafft hat, täglich versucht, zumindest 8.000 Schritte zu gehen. Ihr Ehrgeiz ist inzwischen so groß, dass sie auch mal nach dem Abendessen noch eine Runde durch die Stadt läuft, um auf ihr Tagesziel zu kommen.

„Mal ganz ehrlich, dieser ganze Gesundheitswahn nervt doch inzwischen total!", findet ein guter Freund von mir. „Dieses ewige Selbstoptimieren, hier noch 10.000 Schritte, da glutenfrei und noch eine Handvoll Chia-Samen ... Ich möchte genussvoll leben und wenn ich dann ein paar Jahre früher in die Grube falle, ohne all den Kram, ist das halt einfach so." Auch diese Aussage kann ich verstehen. Sich ständig zu kasteien, sich Dinge zu verkneifen, nur um ein paar Extrajahre rauszuschlagen? Ein paar sehr asketische und karge Extrajahre? Klingt nicht wirklich nach einem tollen Deal. Aber es geht ja nicht nur um ein paar mögliche Jahre mehr, sondern eben auch darum, in welchem Zustand man seine letzten Jahre verbringt. Und darauf hat man Einfluss. Nicht auf alle Komponenten, aber auf viele. Außerdem gibt es die berühmte Mischkalkulation, man muss sich gar nicht für Entweder-oder entscheiden. Aber ein bisschen gesünder geht immer. Auch das muss man natürlich nicht. Aber wenigstens darüber nachdenken sollte man. Ich merke, dass ich das häufiger tue, seit ich faste. Mein Körper bekommt mehr Aufmerksamkeit.

TAG 30

Noch immer geht es mir gut. Keine Müdigkeit, keine Schlappheit und der Kreislauf ist stabil. Ich gehe eine große Runde laufen. In gemäßigtem Tempo. Gemütlich ohne Ablenkung und Kopfhörer. Mein Haus ist in einem Topzustand. So aufgeräumt war es lange nicht. Und auch ich fühle mich sehr viel aufgeräumter. Innen drin. Habe das Gefühl, dass das Fasten in mir ein Bedürfnis nach mehr Struktur geweckt hat. Nach mehr Ordnung. Habe viele Entscheidungen getroffen. Dinge geklärt. Es fällt mir leichter, meine Meinung zu äußern, selbst wenn ich schon vorher weiß, dass ich vielleicht allein damit dastehe. Ich brauche keine Harmonie mehr um jeden Preis. Bin friedlich gestimmt, aber klarer in meiner Haltung.

Liegt es nur daran, dass man durch den Essensentzug mehr Zeit hat, über Fragen wie die der Haltung nachzudenken? Wieso wird man durch Verzicht stärker? Mutiger? Konsequenter? Vielleicht ist es das Besinnen auf das Wesentliche? Dass man sich die Zeit nimmt, darüber nachzudenken, was einem wirklich wichtig ist. Sicherlich spielt es eine Rolle, dass man erkennt: Man kann verzichten. Wenn man das schafft, erscheint auch vieles andere möglich.

Übrigens

66,5 Kilo. Mein Körper scheint den Turbo eingeschaltet zu haben. So, als wüsste er, dass nicht mehr viel Zeit bleibt. Immer noch keine Schmerzen. Ab und an mal ein klitzekleines Schultermucken. Aber Schmerz kann man das nicht nennen …

TAG 31

Wache sehr verstört auf. Richtig aufgewühlt. Habe wild geträumt. In meinem Traum wurde ich von einem fremden Mann geweckt, der mich unmissverständlich in mein Wohnzimmer dirigiert hat. Ich war eindeutig in meinem Haus, aber es war nichts mehr wie vorher. Ich hatte keine Brille auf und habe alles nur sehr verschwommen gesehen (kein Wunder bei neun Dioptrien!). Aber es war bunt in meinem Wohnzimmer. Unglaublich bunt. Und alles war anders. Überall waren Leute, Menschen, die geklatscht haben und gefeiert. Ich kam mir vor wie in einem falschen Film. „Was ist das da, dieses Orangefarbene an meiner Wand? Was machen die Leute hier? Was wollen die?", habe ich leicht verstört gefragt. Überall waren Farbkleckse und Glitzer, und obwohl alle so fröhlich waren, habe ich leichte Panik bekommen. Der Mann hat mich durch mein Haus geführt und ich habe nichts wiedererkannt. Als hätten über Nacht Fremde mein Haus besetzt, alles auf den Kopf gestellt und eine Farborgie veranstaltet. Ich habe mich gefühlt wie auf einer riesigen Kirmes, wie zu Gast bei Alice im Wunderland, wie im Drogenrausch. Es war laut, schrill, bunt und bis auf mich waren alle extrem gut drauf. Aber dieses extrem Fröhliche hat mich wahnsinnig geängstigt. Anstatt mitzufeiern habe ich angefangen zu weinen. Machen mir Veränderungen solche Angst?

Seitdem ich faste, kann ich mich an meine Träume sehr gut erinnern. Und sehr oft sind sie extrem verstörend. So, als würde mein Unterbewusstsein total umgekrempelt. Bin ich ansonsten zu kontrolliert? Was ist an ein wenig mehr Farbe im Leben so verstörend? Wie kann mich so ein Traum dermaßen aus dem Konzept bringen? Was will mir dieser Traum überhaupt sagen? Oder war es einfach nur ein verrückter Traum?

Viele Faster träumen intensiver. Vielleicht weil man weniger schläft und auch leichter. Sich dadurch besser an seine Träume erinnert.

Die Zahl auf der Waage ist heute auch ein Traum. 66,2 Kilo. Genauso wie die Rheumaschmerzen, die wie weggeblasen sind.

Bärbel Schäfer

Moderatorin, Schriftstellerin und Journalistin

Ich schaue in das grelle Kühlschranklicht und habe Hunger. Ich weiß nicht, ob es richtiger Hunger ist, vielleicht eher Appetit. Ein suchendes, ziehendes Gefühl im Magen lässt mich am dritten Tag meiner Kur immer wieder zum Kühlschrank laufen. Warum ich mir vor 72 Stunden Glaubersalz in der Apotheke gekauft habe und danach einige Stunden in der sicheren Nähe meines Badezimmers – mit viellagigem Klopapier in der Hand – verbracht habe, weiß ich jetzt auch nicht mehr. Ich will was essen. Und ich will mich entgiften. Ich will abnehmen und ich will etwas essen. Momentan wäre ich bei der Auswahl der Nahrung nicht so wählerisch. Aber erst gegen Mittag darf ich ein halbes Glas Gemüsesaft zu mir nehmen. Gemüsesaft. Ein halbes Glas.

Normalerweise habe ich am späten Vormittag schon eine Brezel, ein Sahnejoghurt oder ein Brot mit Butter gegessen. Ich liebe Weißmehlprodukte, Kaffee und Süßes. Mein Körper spürt, hier läuft seit drei Tagen irgendwas verkehrt. Hier versucht jemand, das Ruder rumzureißen. Ich will wegkommen von Kaffee, den Büronaschereien und allem anderen, was gut backende Mütter immer in unmittelbarere Greifnähe auf den Schreibtisch stellen.

Ich faste.

Auf emotionale Achterbahnfahrten und körperliche Reaktionen habe ich mich eingestellt, davon habe ich gehört. Wenn du dich selbst aber zur Mittagszeit zu einem drei Stunden langen Tiefschlaf hinreißen lässt, ist das – jedenfalls für mich – nicht normal. Ich laufe auch sonst nicht in kuscheligen Wintersocken durch die Wohnung, frierend, obwohl wir in diesem Jahr einen ewig andauernden Sommer haben. Mein Körper spinnt. Ich beobachte ihn dabei und bin die Verursacherin. Ich betrachte mich von außen und wühle in der Medikamentenschublade nach Aspirin, damit die Kopfschmerzen weggehen. Ich habe selten welche, aber offensichtlich *fastet auch mein Hirnwasser, jedenfalls fühlt es sich so an, als ob sich da oben eine Attacke zusammenbraut.*

Den vierten Tag beginne ich mit einem großen Glas stillen Wassers. Dabei bleibe ich auch für die kommenden zehn Stunden. Während ich mehrere Liter davon durch mich hindurchspüle, sauge ich die Wohnung und ordne die Pullover der Kids nach Farbverlauf. Ich verspüre heute überhaupt keinen Hunger mehr. Alle körperlichen Schmerzen, die Müdigkeit hängen nicht mehr wie eine Bleiweste an mir. Ich fühle mich gut, muss nur noch schnell die Suppenteller, den Besteckkasten und den Schuhschrank aufräumen. Innerhalb und außerhalb der Schubladen schaffe ich mit einem fetten Grinsen im Gesicht Ordnung. Allein deshalb lohnt sich für mich das Fasten schon. Ich fühle mich gut. Das Gefühl, etwas essen zu müssen, damit mein Körper am Laufen bleibt, ist weg. Ich staune, wie wenig er benötigt, um zu funktionieren: Wasser, Tee, abends eine Tasse Bouillon und wenn mir schwindelig wird, einen halben Teelöffel flüssigen Honig.

Am Abend des fünften und sechsten Tages liegt mein Hund Snoopy erschöpft auf der Couch. Ich hatte Lust zu laufen. Nicht unsere übliche 20-minütige Runde Gassigehen, nein, wir haben im Frankfurter Umland stundenlang die Taunusberge bestiegen. Und ich hatte nicht eine Minute ein Anzeichen von körperlicher Schwäche, eher ein Gefühl der Leichtigkeit. Reinhold Messner wäre stolz auf mich, aber der Hund ist fertig. Am Ende meiner ersten Fastenwoche musste ich mich bewegen, raus aus dem Haus. Ab und zu sitzt mir noch die Neugier auf ein Stückchen Streuselkuchen im Nacken. Aber ich bin jetzt die Chefin bei der Nahrungsaufnahme und greife nicht mehr willenlos zu. Ich faste und der Tag vergeht im Nullkommanichts. Abendverabredungen versuche ich zu vermeiden. Weder die Tischnachbarn noch ich selbst haben Freude, mich in der Fastenwoche mit essenden Freunden zu umgeben. Beide Seiten fühlen sich dabei beobachtet – und die Kommentare dazu abzuschmettern macht nicht immer Spaß. Mit der Familie sind das Fastenthema und der Zeitraum geklärt, also nippe ich am Tee und dem stillen Wasser, während ich am Herd stehe und für alle koche.

Am siebten Tag fallen die Kilo. Ich muss zweimal hingucken. Die Anstrengung des Entgiftens, des Verzichts zeigt sich als erfolgreiche zweistellige Zahl auf dem Display. Bin kurz davor, direkt in Unterwäsche shoppen zu gehen. Ich habe es durchgehalten: Neun ganze Tage und Nächte habe ich ohne feste Nahrung überlebt. Nach dieser mentalen und physischen Achterbahnfahrt, die gespickt war mit zahlreichen Augenblicken des Glücks und des sich Selbstentdeckens, beginnt morgen das Auffasten. Wie kann sich ein Mensch nur so sehr auf einen Apfel freuen?

TAG 32

Es schüttet draußen und ich gehe zwei Stunden spazieren. Muss über ein Buchprojekt nachdenken. Wenn ich mich an der frischen Luft bewege, habe ich das Gefühl, dass auch mein Kopf gut durchgelüftet wird. Seitdem ich faste, habe ich ein stärkeres Frischluftverlangen. Gut so, denn Sauerstoff braucht der Körper zum Fettabbau.

Danach lege ich mich in die Badewanne und mache mir ein sogenanntes Basenbad. Schütte eine Ladung Pulver in die Wanne. Angeblich hilft es dem Körper zu entgiften. So oder so, es tut gut in der warmen Wanne zu liegen. Habe Zeit, meinen Körper ausgiebig zu begucken, etwas, was man ansonsten ja eher selten macht. Er hat sich verändert in den letzten Wochen. Hat Reserven aufgebraucht. Noch immer ist einiges an mir dran, aber ich mag, was ich sehe: Es ist der Körper einer 55-Jährigen, keine Frage, ich neige nicht zur Verklärung. Da gäbe es einiges, worüber man vortrefflich jammern könnte. Aber wozu? Man sollte sich an sich selbst und nicht an irgendwelchen vermeintlichen Rolemodels messen. Im Bereich meiner Möglichkeiten bin ich zufrieden. Fühle mich fit und kann mich ohne Schmerzen bewegen. Kann meine Kaiserschnittnarbe sehen. Okay: im Liegen. Aber immerhin.

Merke beim Eincremen nach dem Baden, wie auch meine Haut vom Fasten profitiert hat. Sie ist weniger trocken als sonst.

66 Kilo.

TAG 33

65,5 Kilo. Ein ganzes Pfund über Nacht. Wow. Fettendspurt.

Bisher habe ich mich immer unbändig aufs Ende des Fastens gefreut. Endlich wieder zubeißen! Inzwischen schleicht sich ein anderes Gefühl ein. Ich habe fast ein bisschen Muffensausen, wenn ich ans Aufhören denke. Ich bin so drin im Fasten und es fällt mir momentan so leicht. Habe den Eindruck, das könnte ewig so weitergehen.

Auch meinem Konto hat das Fasten sehr gutgetan. Ich habe wenig Geld ausgegeben. Fasten spart. Man ist überrascht wie viel. Meine Restaurantrechnungen waren überschaubar in den letzten Wochen. Das bisschen Wasser und der ein oder andere Tee. Auch die Zutaten für die Brühe und die Tomatensäfte waren kein großes Investment. Ich habe sicherlich gut 500 Euro gespart. Was für ein angenehmer Nebeneffekt!

TAG 34

Zum nahenden Ende meiner Fastenzeit lese ich mich noch einmal im Internet quer durch alle möglichen Fastenseiten und schaue mir Studien an. Im Bereich des Fastens hat sich in den letzten Jahren enorm viel getan. Obwohl Fastenstudien natürlich unter einem großen Problem leiden. Die Unterstützer stehen hier nicht gerade Schlange. Klar, für die Pharmaindustrie, sonst die Big Spender in Sachen Studien, ist Fasten kein besonders ergiebiges Feld. Hier ist nicht wirklich Geld zu verdienen. Nichts kostet eben auch nichts. Trotzdem schreitet die Forschung voran. Der Nutzen bei Rheuma scheint mittlerweile eindeutig. Und auch das metabolische Syndrom profitiert sichtbar vom Fasten.

Es gibt inzwischen sogar Versuche, vor der Chemotherapie kurzzeitig zu fasten. Das klingt zunächst natürlich widersinnig. Jemanden, der an Krebs erkrankt ist und all seine Kräfte braucht, fasten zu lassen. Die ersten Studien sind jedoch durchaus ermutigend. Das *Deutsche Krebsforschungszentrum Krebsinformationsdienst* schreibt dazu: „Welche Effekte hat Kurzzeitfasten während der Chemotherapie? Verbessert Fasten die Verträglichkeit der Chemotherapie? Aus Zellkulturversuchen und Studien an Tiermodellen gibt es vielversprechende Hinweise: Kurzfristiges Fasten begleitend zur Chemotherapie könnte normale Zellen vor der therapeutischen Toxizität schützen. Im Gegensatz dazu, scheinen Tumorzellen bei Nahrungskarenz anfälliger für eine zytotoxische Behandlung zu sein. Bisher gibt es wenige Studien zum Kurzzeitfasten begleitend zur Chemotherapie bei Krebspatienten."[2]

Auch bei Multiple Sklerose, Krebs, Autoimmunerkrankungen oder diversen Allergien wird über die Wirkung des Fastens geforscht. Bei Demenz. Ich bin gespannt, was dabei rauskommen wird. Da ich keine Ärztin oder Naturwissenschaftlerin bin, würde ich mir niemals anmaßen, die Studienlage zu beurteilen. Wirklich interessant und informativ ist die Seite der *Ärztegesellschaft Heilfasten & Ernährung e.V.*: www.aerztegesellschaft-heilfasten.de.

Eines kann man inzwischen aber mit Fug und Recht behaupten: Fasten ist raus aus der Eso-Ecke. Fasten wird ernst genommen.

TAG 35

Ich bin sehr glücklich an meinem letzten Fastentag. Vor allem weil ich mich komplett unbekümmert bewegen kann. Nichts tut mir weh. Ein Zustand, von dem ich hoffe, dass er eine gewisse Haltwertzeit hat.

Mehr erwarte ich gar nicht. Ich werde nicht schlagartig geheilt sein. Natürlich wäre das wunderbar, aber momentan habe ich überhaupt keinerlei Schmerzen und ich habe vor, diesen Zustand zu genießen, solange er anhält.

65 Kilo. Zehn Kilo habe ich in den fünf Wochen verloren. Eins mehr als in meinen kühnsten Berechnungen. Zwei im Schnitt pro Woche. Ein Ergebnis, mit dem ich ausgesprochen zufrieden bin. Freunde finden das Ergebnis eher bescheiden. „Du hast doch so gut wie nichts gegessen!", sagen sie. Auch in den Netz-Fastenberichten liest man von sehr viel spektakuläreren Ergebnissen. Aber zumeist sind die Leute auch mit einem viel höheren Ausgangsgewicht gestartet. Ich bin vollkommen zufrieden.

Heute ist mein allerletzter Fastentag. Ein komisches Gefühl. Ich bin unsicher, ob ich überhaupt essen mag. Morgen ist mein Experiment vorbei. Ein zwiespältiges Gefühl. Dass ich das mal sagen würde, hätte ich noch vor sechs Wochen für unmöglich gehalten. Damals hielt ich selbst eine Woche Fasten für nahezu ausgeschlossen. Jetzt sind fast fünf Wochen rum.

Einerseits habe ich eine unbändige Sehnsucht nach Essen, aber auch Angst vor dem Maßhalten. Nichts zu essen ist auf eine komische Art sehr einfach. Viel, viel einfacher als gedacht. Es gibt keinerlei Verhandlungsspielraum. Man isst eben nicht. Nicht ein bisschen hiervon und ein bisschen davon, sondern eben gar nichts. Ich war, wie schon erwähnt, noch nie ein besonders maßvoller Mensch. „Alles oder nichts", lautet meine Devise. Nicht nur beim Essen. Ich weiß, dass das nicht besonders vernünftig ist. Auch nicht besonders gesund. Aber ich glaube, so ist mein Naturell. Das werde ich nach 55 Jahren wahrscheinlich nicht mehr komplett ändern können. Menschen sind nun mal verschieden. Ich war noch nie eine Frau, die auf ihrem vollen Teller rumpickt und aufhört, sobald sie annähernd satt ist. Ich bin leider auch nicht sehr schnell satt. „Weil du so irre schnell isst!", behaupten meine Kinder.

Es stimmt. Schnell essen ist eine meiner Kernkompetenzen. Ich gehöre immer zu den Ersten, die aufgegessen haben. Und ich lasse nur sehr, sehr selten etwas übrig. Ehrlich gesagt fast nie. Die Schuld an diesem zugegebenermaßen nicht besonders gesunden Essverhalten, kann ich nicht mal auf meine Eltern schieben. Sie haben mich nie gezwungen, den Teller leer zu essen. Weil ich in einem Affenzahn alles in mich reinschaufle, hat mein Gehirn gar nicht die Möglichkeit: „Hey Freundchen, ich bin längst satt" zu rufen. „Hör mal auf mit dieser Spachtelei!" Dafür braucht das Gehirn etwa 20 bis 30 Minuten. In dieser Zeit habe ich längst alles ratzfatz verputzt und überlege oft genug, was ich jetzt noch essen könnte. Oder habe mir längst Nachschlag genommen. Werde ich mir diese schlechte Angewohnheit durchs Fasten tatsächlich abgewöhnen können? Ist das schlichte Gier oder steckt etwas anderes dahinter? Ich gebe auch ungern Essen ab. Obwohl ich glaube, im normalen Leben ein großzügiger Mensch zu sein, bin ich, was Essen angeht, geradezu geizig. Futterneidisch. Liegt es daran, dass ich Geschwister habe? Wohl kaum. Ich kenne genug Menschen, die ebenfalls kein Einzelkind sind und damit keinerlei Probleme haben. Ich bin einfach sehr verfressen. Gehört das unverrückbar zu meinem Charakter, ist es was Genetisches oder einfach nur ein jahrelang antrainiertes dummes Verhalten? Eine bescheuerte Gewohnheit? Ich werde versuchen, darauf ein bisschen mehr zu achten.

Das Schöne an meinem letzten Fastentag: Ich habe keinerlei Gelüste auf irgendwelches Fastfood. Ganz im Gegenteil. Mein Körper giert nach Salat. Vielleicht mit einem Hauch Lachs. Oder nach Kartoffeln. Auch nach Gemüse verlangt er. Und nach Brot. Ohhh, Brot. Ein schönes frisches Vollkornbrot. Und Obst. Wassermelone, Äpfel, Heidelbeeren und Himbeeren. Ein saftiger Pfirsich wäre schön. Ein bisschen Quark. Tiramisu, Pommes und Torte sind abgeschrieben. Nicht aus Vernunftgründen, sie triggern einfach nichts in meinem Kopf. Erstaunlich! Ich hätte mehr Lust auf Rohkost als auf Süßkram. Ein wenig Kohlrabi hört sich verlockender an als ein Schokoriegel.

Geradezu verrückt. Erzieht Fasten tatsächlich? Weckt es neue, „bessere" Begierden? Ist das ein weiterer Benefit des Fastens? Wird das anhalten? Oder ist das nur eine Übergangserscheinung, die sich im Alltag schnell verliert? Ich glaube, es liegt auch daran, dass man in der Fastenzeit gelernt hat – obwohl man es zu Beginn für nahezu ausgeschlossen gehalten hatte –, eine Weile ganz ohne auszukommen. Zu merken, man ist nicht so abhängig vom Essen, wie man gedacht hat, ist eine wirklich gute Erfahrung. Dann wird man doch wohl auch bei bestimmten Nahrungsmitteln die Bremse einlegen können.

Außerdem hat man das Gefühl, herrlich durchgereinigt zu sein, und man will diese Reinheit irgendwie nicht durch minderwertiges Essen zerstören. Das würde sich ja so anfühlen, als würde man nach einem Spaziergang im Matsch mit den Gummistiefeln durch die frisch geputzte Küche latschen. Ich möchte meinen Körper sorgsamer behandeln, ohne mir Genuss komplett zu verbieten. Verbote führen oft genug nur dazu, dass die Gier steigt. Es ist ein bisschen wie mit dem rosa Elefanten. Wenn man jemandem sagt, denke an alles, nur nicht an den rosa Elefanten, dann tauchen garantiert Bilder von dem bunten Dickhäuter im Hirn auf. Keine Verbote, aber ein bisschen Obacht. Mit mehr Bedacht essen. Achtsam mit dem Körper sein. Ihm Gutes gönnen.

Dass ich mal das Wort „achtsam" verwenden würde, hätte ich auch nicht für möglich gehalten. Dieser neu erwachte Hype um Achtsamkeit geht mir eigentlich ziemlich auf den Wecker. Nach dem Motto: „Was denn noch alles? Beine rasieren, Hausaufgaben kontrollieren, putzen, einkaufen, Karriere machen, Sport treiben und dann noch achtsam sein? Ist unser Portfolio nicht mal voll?" So oder so, ich will mir nicht zu viel aufbürden, aber ich habe die Absicht, meinem Inneren mehr Aufmerksamkeit zu schenken. Dafür werde ich bei anderen Dingen Abstriche machen. Prioritäten kann man verschieben. Mal sehen, ob es klappt. Ich bin vorsichtig optimistisch.

Fastenprofis empfehlen eine sanfte vegetarische Ernährung nach dem Fasten: „Mit einer Umstellung der Ernährung auf fischreiche und ansonsten vegetarische Kost können viele Patienten mit entzündlich-rheumatischen Erkrankungen einen Teil ihrer Medikamente in der Verpackung lassen. Denn die vitamin- und nährstoffreiche Kost bewirkt, was auch nicht-steroidale Antirheumatika, Kortisonpräparate und sogenannte Coxibe machen: Sie reduziert Schmerz- und Entzündungsmediatoren im Blut, bessert die Symptome und erhöht die Lebensqualität, wie verschiedene Studien ergeben haben."[3]

Und weiter heißt es in dem Artikel der WELT vom 3.9.2007, dass mittlerweile nicht nur naturheilkundliche Ärzte (die ihren Patienten schon lange zu einer weitgehend fleischlosen Ernährung raten), sondern auch die Schulmediziner davon ausgehen, dass eine Ernährungsumstellung rheumatische Erkrankungen günstig beeinflussen kann. Das zeige auch die Bildung des *Arbeitskreises Ernährungstherapie* in der rheumatischen Fachgesellschaft.

Ich esse schon seit einigen Jahren kein Fleisch mehr. Zum einen weil Rheumaexperten mir empfohlen haben, den Verzehr von rotem Fleisch zu lassen. Was heißt, ich könnte theoretisch noch Huhn oder Kalb essen. Oder Schwein. Könnte. Konjunktiv. Keine halben Sachen, habe ich spontan beschlossen. Sicher ist sicher. Ich hätte nie gedacht, dass mir die Umstellung so leicht fällt. Ich war ein ganz gewöhnlicher Karnivore. Hab keine Unmengen an Fleisch gegessen, aber doch gern mal ein Wurstbrot oder ein schönes Steak. Auch Schnitzel, Braten und Schinken lagen ab und an auf meinem Teller. Sehr viel Huhn. Ich hätte beste Chancen gehabt, irgendwann „Miss Salat mit Putenbrust" zu werden.

Aber nach dem Anschauen von zahlreichen Dokus zum Thema Schlachthof fiel es mir zunehmend schwerer, Fleisch ohne Bedenken zu essen. Obwohl ich versucht habe, Bio zu kaufen. Was ja die meisten Fleischesser behaupten. Hört man sich um, beteuern alle, nur wenig Fleisch zu verzehren und wenn, dann selbstverständlich auf die Qualität zu achten. Komisch, denn irgendjemand muss ja die abgepackten Schnitzel für 1,99 Euro in den Einkaufswagen legen. „Jetzt hast du einen weiteren Anlass, es zu lassen", habe ich bei meiner Rheuma-diagnose gedacht und damit aufgehört. Auch in diesem Fall war ich verwundert, wie einfach es war. Ich glaube, Verzicht ist oft im Kopf schlimmer als in der Realität. Schön war es zu entdecken, wie viele Alternativen es gibt. Es gibt Veggieburger, Tofu (den ich anfangs nur voller Skepsis und mit Argwohn betrachtet habe) und inzwischen jede Menge Restaurants mit vegetarischen Gerichten auf der Karte. Einmal im Jahr an Weihnachten esse ich unseren obligatorischen Weihnachtsbraten. Aus Tradition. Inzwischen sehe ich Kühltruhen mit abgepacktem Fleisch und es graust mich tatsächlich ein wenig. Ich kann gut ohne Fleisch leben. Obwohl ich es immer mochte. Aber es fehlt mir sehr viel weniger als vermutet.

Zur richtigen Voll-Vegetarierin langt es bei mir allerdings noch nicht. Noch immer esse ich Fisch. Nicht irre viel, aber bestimmt zwei- bis dreimal die Woche. Ich weiß natürlich, dass auch der Fischverzehr ein ökologisches Problem darstellt, kann es aber noch nicht lassen. Fisch ist eben eine perfekte Alternative im Restaurant. Aber wer weiß?

Vegane Ernährung ist mir zu krass. Zu aufwändig. Außerdem wür-de mir der Verzicht auf Eier und Milchprodukte sehr schwer fallen. Vegetarierin zu werden kann ich mir jedoch vorstellen.

Insgesamt fühle ich mich fantastisch. Habe das Gefühl, ausgemistet zu haben. Nicht nur im Haus, sondern auch im Kopf. Und natürlich im Körper. Schmerzen habe ich keine. Ich kann alles bewegen, ohne das es irgendwo zwickt. Ein wunderbares Gefühl. Aber wird das bleiben? Wie lange hält dieser Erfolg an? Muss ich das jetzt dauernd machen? Wird der zeitliche Totalverzicht ein neuer Bestandteil meines Lebens? Werde ich mich daran gewöhnen, eventuell mein ganzes Leben lang regelmäßig zu fasten?

Warum nicht, denke ich. Es war insgesamt betrachtet eine wirk-lich gute Erfahrung. Ich hätte nie gedacht, dass es mal so weit kommt, dass ich sagen werde: „Ich habe das Fasten tatsächlich auch genossen."

Nicht in jedem Moment, das wäre gelogen. Es gab Tage, an denen ich sehr gehadert habe. Mich selbst verflucht habe für diesen Beschluss. Tage, an denen ich so irre gern gegessen hätte. Tage, an denen ich wütend war. Auf andere, auf mich. Und es waren Tage dabei, an denen ich wehmütig war. Dünnhäutig. Melancholisch. Aber eben auch unglaublich vitale Tage. Voller Energie. Voller Lebenslust. Euphorisiert. Die gesamte Gefühlspalette hat sich vor mir aufgetan. Fasten ist hoch emotional. Ich habe Bilanz gezogen. Feste Gewohnheiten und Bindungen hinterfragt. Entscheidungen getroffen. Ich hatte Sehnsucht nach Stille und zwischendrin nach Gesellschaft. Im Großen und Ganzen waren es sehr viel mehr positive Tage. Ich habe einiges gelernt in den letzten Wochen. Auch dass man Appetit durchaus aussitzen kann.

TAG 36

Aus. Schluss. Vorbei. Der große Tag ist da. Hello again, liebe Nahrung! Ich bin zurück! Ich werde wieder essen. Der Moment des langersehnten und auch gefürchteten Fastenbrechens ist da.

Schaue mir noch mal die Zahl 65 auf der Waage an. Wird wahrscheinlich für eine lange Zeit das letzte Mal sein, dass ich sie sehe. Hello and goodbye liebe 65. Man nimmt automatisch zu nach dem Fasten. Wenigstens ein bisschen. Egal wie vorsichtig man den Übergang meistert.

Ich habe großen Respekt vor dem sogenannten Fastenbrechen. Nicht umsonst gibt es das Zitat von George Bernard Shaw, dem irischen Dramatiker: „Jeder Dumme kann fasten, aber nur ein Weiser kann das Fasten richtig abbrechen!" Auch in allen Foren gibt es lange Abhandlungen über das Fastenbrechen. „Wer es falsch macht, ruiniert alles!", lautet der Tenor. Eine Drohung, die mich durchaus einschüchtert. Es gibt Berichte von Leuten, die mit schlimmen Koliken in Kliniken gelandet sind, weil sie sich direkt mal ein großes Stück Fleisch mit Pommes reingehauen haben. Ich glaube, dass ich einen sehr robusten Magen-Darm-Trakt habe, will es aber keinesfalls drauf ankommen lassen.

Ein Drittel der Fastenzeit sollte man für den Aufbau einplanen, bevor man wieder „normal" isst. In meinem Fall sind das dann knapp zwölf Tage. Zwölf Tage langsamer und stetiger Kostaufbau. Fast eine größere Herausforderung als das Nichtessen für eine Frau wie mich mit der „Alles oder nichts"-Mentalität.

Schon vor zwei Tagen habe ich eingekauft. Kartoffeln, Gemüse, Nüsse, ein wenig Quark und drei große wunderschöne Äpfel, die ich auf einer Schale drapiert habe. Wie echte Schätze. Ich freue mich auf meinen Apfel. Ich liebe Äpfel. Schon immer.

Angeblich ist der erste Apfel nach der Fastenzeit eine wahre Geschmacksexplosion. Es stimmt tatsächlich. Er schmeckt fantastisch. Viel süßer, als ich es in Erinnerung hatte. Frisch, saftig, süß und unfassbar lecker. Aber mein Kiefer schmerzt. Tut richtig weh beim Kauen. So, als wäre die Muskulatur außer Übung und müsste erst wieder in Schwung kommen. Ein ganz neues Gefühl. Kauschmerz. Manche Faster behaupten, dass sie beim Fastenbrechen den ersten Apfel nicht aufessen konnten. Sie seien schon nach ein paar Bissen sooo satt gewesen. Ein Problem, das sich mir nicht stellt. Wieder mal typisch. Ich könnte direkt noch einen essen. Tue es aber nicht. Obwohl die zwei Verbliebenen auf der Obstschale leise rufen. Ich sage: „Nicht jetzt, Freunde!" Vielleicht weil ich doch auch ein Vernunftgen in mir trage. Es mag klein sein, aber in diesem Fall überzeugt es mich. Maßhalten ist angesagt.

Mittags esse ich einen weiteren Apfel und genehmige mir zusätzlich zehn kleine Nüsse. Neun mehr, als man sollte. So viel zum Thema Maßhalten.

Abends koche ich mir eine wunderbar sämige Kartoffelsuppe. Die erste nicht nahezu durchsichtige Suppe seit Wochen. Mit kleinen Kartoffelstücken. Obwohl ich kein Salz benutze und nur ein paar Kräuter draufstreue, ist sie wirklich gut. Ich könnte direkt weiteressen, schaffe es aber, mich zu bremsen. Zelebriere mein Essen. Decke mir den Tisch schön und versuche, ganz langsam zu löffeln. Gebe mir und meinem Körper Zeit, sich an das Essen zu gewöhnen.

Im Bett überfällt mich dann ein kleiner, später Hunger. „Du wolltest nicht mehr im Bett essen!", ermahne ich mich selbst. „Aber was Gesundes als Belohnung wäre doch nicht wirklich Essen!", untergräbt eine andere Stimme meine Moral. „Ein paar wenige Nüsse? Einen kleinen Joghurt mit ein bisschen Apfel? Ein Scheibchen Knäckebrot?" Uff. Ich widerstehe. Schaffe es, die Stimme in mir in ihre Schranken zu weisen. Merke aber schon jetzt, dass die wahre Herausforderung tatsächlich nicht das Fasten, sondern das Danach ist. Ich bin bereit, mich ihr zu stellen.

TAG 37

65,5 Kilo. „Falsche Richtung!", will ich der Waage zurufen, bin aber nicht wirklich überrascht. Nach dem Fasten nimmt man zu. Einfach weil der Darm wieder etwas in sich trägt. Und der Körper anfängt, mehr Wasser zu speichern. Das, was ich gestern verzehrt habe, kann ich für die Zunahme auch nicht verantwortlich machen. Das war wirklich übersichtlich und ausgesprochen vernünftig.

Mein Magen macht sanfte Grummelgeräusche. Sollte das ein Anzeichen von Hunger sein oder ist es nur ein Signal dafür, dass er begriffen hat: Die Ferien sind vorbei? Ist er schlicht aufgewacht? Nimmt er seine Arbeit wieder auf?

Es gibt selbst gekochtes Apfelkompott zum Frühstück. Dazu ein klein wenig Naturjoghurt. Einen halben Becher. Nicht meine üblichen Riesenbecher, die eigentlich für Familien gedacht sind. Es ist ein ganz normaler Becher mit 125 Gramm. Dazu genehmige ich mir drei Nüsse und räume die Tüte direkt wieder weg. Manchmal hilft es schon, Dinge nicht direkt im Blickfeld zu haben.

Ich habe mir lange Zeit sehr viel Flüssigsüßstoff an meinen Joghurt gemacht. Will fast schon automatisch nach der Flasche greifen. Aber als ich vorab dann doch probiere, merke ich, ich brauche keine Zusatzsüße. Das pure Kompott ist mir süß genug. Mein Geschmackssinn hat sich eindeutig verändert, das ist mir schon gestern bei der Suppe aufgefallen. Mir hat das Salz nicht gefehlt. Überlege, mir einen Kaffee zu machen. Meinen heiß geliebten morgendlichen Milchkaffee. Bei der Überlegung bleibt es, denn es wäre eine reine Gewohnheitsentscheidung, ich habe gar kein wirkliches Verlangen danach. Erst wenn ich ihn wirklich vermisse oder begehre, werde ich einen trinken. Ich verbiete ihn mir nicht, will aber nicht aus reiner Gewohnheit handeln. Stattdessen mache ich mir ein großes Glas Wasser mit einem Spritzer Zitrone. Bin mir selbst ein bisschen fremd.

Lasse mir Zeit beim Essen. Versuche, nach jedem Bissen den Löffel aus der Hand zu legen. Pausen zu machen. Es gelingt. Fühle mich gut. Und sogar satt. Nicht voll, aber durchaus gesättigt.

Es schmeckt mir schon wieder. Und selbst meine Verdauung springt gleich an. Andere warten tagelang. Mein Magen-Darm-Trakt scheint sofort wieder einsatzbereit zu sein. Hat begriffen, dass die Schonfrist rum ist. Erstaunlich, denn in allen Fastenforen wird das Thema ausführlich besprochen und die meisten klagen darüber, dass sich da nichts tut. Na immerhin.

Ich bin heute mit meiner Tochter in Frankfurt verabredet. Ein kleines Mutter-Tochter-Shopping. Eine gewagte Unternehmung, denn wir treffen uns um die Mittagszeit. In meiner Handtasche steckt ein Apfel. Für den Fall der Fälle. Für spontane Hungergefühle. „Ist hier nicht dieser tolle Asiate um die Ecke?", fragt mich meine Tochter nach zwei Stunden exzessivem Einkaufen. Stimmt, ein koreanisches Restaurant, das wir sehr mögen, ist nur wenige Meter entfernt. Ich liebe asiatisches Essen. In meinem Kopf diskutieren mal wieder zwei Stimmen. Die eine ist sehr, sehr streng: „Lass es, du willst doch nicht fünf Wochen Fasten kaputtmachen. Die andere säuselt mir zu: „Ein bisschen Gemüse und Reis – kein Fleisch natürlich, auch kein Fisch. Wenn es was Veganes ohne Fett gibt, warum denn nicht? Man darf sich auch mal belohnen." Beide können mich nicht überzeugen. „Wir müssen nicht gehen, du bist doch in dieser Aufbauphase!", zeigt meine Tochter Verständnis. „Ich trinke einen schönen Tee und du kannst was Essen!", antworte ich. Jetzt habe ich wochenlang anderen zugesehen, da kommt es auf eine weitere Guck-Mahlzeit ja nicht an, denke ich.

Trotzdem greife ich zur Speisekarte. Das Ende vom Lied: Ich bestelle mir ein Bibimbap. Ohne Fleisch, Tofu und Ei. Nur Gemüse und Reis. Das sollte okay sein, rede ich mir gut zu. Trotzdem ist es seltsam. Warum kann ich heute so viel schwerer Nein sagen als die letzten Wochen? Ist es der berühmte Verhandlungsspielraum, der mir jetzt offensteht? Esse ich, weil es die Option gibt oder ich Hunger habe? Immerhin, ich lasse einen kleinen Rest übrig. Ich merke, es reicht. Zum Glück verträgt mein Körper den Reis mit dem Gemüse.

Angeblich ändert sich das Essverhalten oder weniger euphorisch formuliert: Fasten bietet die Chance zum Einstieg in ein neues Essverhalten. Und es ist was dran. Meine Begierden sind überschaubar und nicht wirklich verwerflich. Davon mal abgesehen sind Begierden eigentlich nur selten verwerflich. Vielleicht muss man sich von diesem Gedanken mal freimachen, Essen immerzu zu bewerten. Gelüste in Böse und Gut aufzuteilen. Essen ist per se ja nichts Schlechtes. Ganz im Gegenteil. Essen ist Energie – und hält uns am Leben.

TAG 38

Ich bin jetzt seit zwei Tagen zurück im Reich der Essenden. Esse behutsam und vernünftig. Nichts Blähendes, nichts, was extrem fettig ist, keinen Zucker, kein Weißmehl, kein Fisch, kein Fleisch. Leichte

Kost. Ein bisschen Quark mit Kräutern, ein Scheibchen Knäckebrot, Suppen und Äpfel. Es geht.

Morgen geht es zur Blutabnahme. Ich will schwarz auf weiß sehen, was das Fasten mit meinem Körper gemacht hat. Obwohl mir schon mein Empfinden sagt, dass dieser Versuch ein guter war. Ich habe so gut wie keine Schmerzen mehr. Ein ganz leichtes Schulterziepen ab und an, aber nicht vergleichbar mit den Einschränkungen, die ich vorher hatte. Schmerz kann man das kaum mehr nennen. Bei mir hat das Fasten anscheinend funktioniert. Trotzdem bin ich gespannt auf die Fakten. Schon als Bestätigung. Vielleicht auch, weil ich all den Skeptikern beweisen will, dass das Fasten mich nicht etwa geschädigt, sondern ganz im Gegenteil gesünder gemacht hat.

Ich bin heute neun Kilo leichter und wiege jetzt 66 Kilo. Aber die Abnahme war ja auch nur ein sehr wohlgelittener Nebeneffekt. Wenn ich es schaffe, unter 70 Kilo zu bleiben, genügt mir das vollkommen. Ich bin keine Frau, die 58 Kilo wiegen sollte. Das wäre eine solche Qual, diesen Versuch lasse ich lieber. Man sollte sich keine unlösbaren Aufgaben stellen.

Ich bin richtig gespannt auf meinen Arztbesuch. „Sie sehen gut aus!", konstatiert meine Ärztin. Auch sie ist gespannt, was die Blutwerte sagen werden. Ich erst.

TAG 41

Drei Tage später sind die Ergebnisse da. Ich habe wirklich sehr gute Blutwerte. Juchhu. Trommelwirbel. Tusch.

Blutfette, Cholesterin, Nierenwerte, Leberwerte, Zucker – alles vorbildlich. „Wie eine gesunde 20-Jährige!", konstatiert meine Ärztin. Eine Blutverjüngungskur. Schade, dass das Fasten äußerlich nicht ähnlich spektakuläre Ergebnisse zeigt ... Aber man soll ja nicht unbescheiden werden. Fasten ist nun mal kein Facelift.

Der absolute Knaller

Mein Rheumafaktor ist weg. Einfach weg. Ist er verhungert? Aus Nahrungsmangel umgezogen? Warum auch immer er meinen Körper verlassen hat, ich freue mich. Auch meine Ärztin ist beeindruckt. „Scheint so, als wäre das Fasten erfolgreich gewesen!", sagt sie. Scheint so.

Ich bin glücklich. Sehr. Und schmerzfrei.

TAG 958

Fasten hat sich zu einem festen Bestandteil meines Lebens entwickelt. Es hat sich einfach bewährt. Ich faste einmal im Jahr zwischen drei und sechs Wochen. Seitdem habe ich meine Schmerzen gut im Griff. Wenn ich merke, meine Schulter muckt vermehrt auf, dann weiß ich, es ist mal wieder an der Zeit. Hüftschmerzen habe ich seit meinem ersten Fastenversuch gar nicht mehr. Aber obwohl die Schmerzen und das Rheuma die ausschlaggebenden Faktoren waren, das Fasten auszuprobieren, sind sie nicht mehr der alleinige Grund für das jährliche Fasten. Ich weiß inzwischen das Gesamtpaket zu schätzen. Sehe das Fasten als eine Phase, in der mein komplettes System, Körper und Geist, generalüberholt werden.

DAS SAGEN DIE FASTEN-EXPERTEN

„Keine Intervention bewirkt eine so radikale molekulare Änderung wie das Fasten"

Interview mit Prof. Dr. Andreas Michalsen

Chefarzt der Abteilung Naturheilkunde im
Immanuel Krankenhaus Berlin, Inhaber der Stiftungsprofessur
für klinische Naturheilkunde am Institut für Sozialmedizin,
Epidemiologie und Gesundheitsökonomie der
Charité-Universitätsmedizin Berlin

Was bedeutet Fasten für Sie?
Fasten ist der Verzicht auf Nahrung. Ganz einfach.

Was macht Fasten mit dem Körper? Was passiert, wenn ich dem Körper keine Nahrung zuführe?
Es passiert etwas ganz Simples, der Körper hat zwei Programme: Bei dem einen wird die Nahrungsenergie von oben zugeführt und dann über die Stationen Darm, Leber usw. in die Zellen gebracht. Davon leben wir, vor allem auch das Gehirn.

Das Alternativprogramm wird aktiviert, wenn oben nichts kommt und der Körper vergeblich auf Nahrung wartet. Dann werden die Fettreserven über einen relativ komplexen komplizierten und Hunderte von Systemen involvierenden Prozess so umgestellt, dass sie für die Energienutzung – vor allem im Gehirn, aber auch im Körper – brauchbar sind. Da sind ganz viele Hormone oder wie wir heute sagen, Signalbotenstoffe, beteiligt. Es gibt quasi keine Intervention, die so eine radikale molekulare Änderung bewirkt wie das Fasten. Vielleicht noch Hochleistungssport oder Marathonlauf. Der Sinn ist ganz einfach: Der Körper muss befähigt werden zu überleben. Das tut er, indem er seine eigenen Fettreserven anknabbert.

Übersetzt: Der Körper merkt, ich bekomme keine Nahrung, also habe ich keine Energie, um mein System aufrechtzuerhalten, und muss mir deshalb die Energie anderswo besorgen.

Genau.

Der Körper geht ja nicht direkt ans Fett, er sucht ja zunächst nach Energie, die er einfacher bekommen kann, oder?

Er nimmt das Glykogen in der Leber, da ist die wissenschaftliche Datenlage nicht so ganz klar, wie lange das dauert, aber irgendwann ist es verbraucht, je nach Stoffwechsel binnen 14 bis nach etwa 24 Stunden. Und danach erst wird das Fett angeknabbert.

Es gibt ja eine Menge Leute, die sagen, wenn der Körper seine Zuckervorräte verbraucht hat, geht er an die Muskulatur und dann wirst du schon sehen, wo dein Fasten hinführt: Deine gesamte Muskulatur wird abgebaut und du wirst ganz klapprig werden! Und ganz schwach. Stimmt das?

Da ist durchaus ein bisschen was dran. Es gibt den von uns sogenannten Proteinkatabolismus. Beim Fasten muss am Anfang schon Protein geopfert werden, das ist aber sehr viel weniger, als Fastenkritiker befürchten. Es läuft dazu auch gerade eine Studie und danach können wir sagen, wie es mit der Leistungsfähigkeit, die das Muskuläre anbelangt, ausschaut. Grundsätzlich braucht man sich da wenig Sorgen zu machen. Aber ich will jetzt auch nicht sagen – wie es manchmal zu lesen ist –, dass man beim Fasten automatisch enorm leistungsfähig ist. Das kann ich nicht ganz unterschreiben. Ich sehe mehr als Tausend fastende Patienten jedes Jahr und es gibt auch viele, die dabei schlapp sind; die sagen, ich komme kaum mehr die Treppen hoch, ich bin außer Atem. Dies hängt auch sehr von der individuellen Situation ab. Es gibt die absolut Fitten und die eher Schlappen. Es muss aber keiner Angst haben, es wird vor allem auch kein Herzmuskel abgebaut – selbst wenn man müde ist, passiert nichts Schlimmes im Körper. Aber es kann sein, dass man sich beispielsweise nach zwei Wochen Fasten erst mal etwas schwächer fühlt.

Ich habe gemerkt, dass ich beim Laufen langsamer war, sogar mal Gehpausen gemacht habe.

Das trifft es. Das ist fast schon die Normalität, wird von den Fasten-Altvorderen natürlich oft bestritten. Wenn man die Bücher von Otto Buchinger und anderen Fastenärzten liest, entsteht manchmal der Eindruck, als würde Fasten regelmäßig zur Euphorie, zu einer Art Rauschzustand führen. Das stimmt nicht ganz.

Aber es gibt schon bei einigen Fastenden diese vielzitierte Fasteneuphorie, das sogenannte Fastenhigh. Ich würde auch sagen, dass fast alle Menschen, die unter Erkrankungen wie beispielsweise Rheuma, Arthrosen, Schmerzsyndrome, Bluthochdruck oder Ähnlichem leiden, allein schon weil sie nicht mehr so unter ihrer Erkrankung leiden, auch eine Stimmungsverbesserung verspüren.

Schüttet der Körper nicht auch vermehrt Serotonin aus, um ihn bei Laune zu halten?

Ja, das ist schon so, es werden Endorphine und Serotonin ausgeschüttet, aber auch das ist am Ende sehr individuell. Während die einen die Welt umarmen wollen, extreme Kraft verspüren und Bäume ausreißen könnten, sagt ein anderer, ich bin froh, wenn das hier vorbei ist. Auch die Stimmung kann man nicht über einen Mittelwert scheren.

Ist das nicht auch eine Einstellungsfrage – wie ich an die Sache herangehe?

Nein, ich glaube, das ist einfach Biologie. Je länger ich mir das anschaue, desto mehr glaube ich, es ist Biologie. Und klar ist natürlich, es gibt einen Trainingseffekt. Fastet man zum ersten Mal, ist es schwieriger, aber die Zellen und die Mitochondrien trainieren sich auf das Fasten. Das ist wissenschaftlich gut erforscht.

Genauso, wie Sport trainiert. Wenn man das erste Mal 30 Minuten joggt, fühlt man sich nicht gut. Wenn man das fünf Jahre lang täglich macht, fühlt man sich prächtig. Beim Fasten ist es nicht viel anders. Molekulare Prozesse sind auch dem Training unterworfen.

Also gibt es keine Garantie für ein Stimmungshoch?

Ich gebe schon immer Durchhalteparolen aus. Die meisten fühlen sich oft am Anfang nicht gut, manchmal nur am ersten Tag, aber es kann auch bis zum dritten Tag sein, das variiert. Oft gibt es ja auch Entzugssymptome: der Genuss von Kaffee, Schwarztee oder Medikamenten. Und der Entzug, der daraus entsteht, schafft natürlich kein Wohlbefinden – deshalb ist es oft so, dass es einem erst am vierten oder fünften Tag richtig besser geht. Deswegen sollte man auch keine Versprechungen machen oder gar Garantien geben nach dem Motto: „Sie werden sich nach einer Woche wie neu geboren fühlen." Ich sage lieber: „Sie sind hier unter Überwachung und das ist gut so, und wir können das auch jederzeit unterbrechen." Und spreche Mut zu: „In der Regel fühlt sich die Mehrzahl sehr gut. Bitte knicken Sie also nicht beim ersten schlechten Schlaf oder auch bei den ersten Rückenschmerz ein." Viele haben zum Beispiel auch stärkere Rückenschmerzen am zweiten oder dritten Tag. Woher das genau kommt, weiß man nicht. Deshalb baue ich schon mal vor: „Lassen Sie uns bis zum fünften Tag warten und dann schauen wir, wie es Ihnen geht."

Welchen Zeitraum empfehlen Sie am Anfang fürs Fasten?

Eine Woche ist schon gut. Eine Woche nach der Buchinger-Methode ist schon sehr gut. Fünf Tage geht auch, aber sieben bis zehn Tage ist besser.

Bei welchen Krankheiten bringt Fasten was?

Rheuma ist eine sehr gute Indikation. Eine weitere ist Bluthochdruck, der oft im Zusammenspiel mit dem metabolischen Syndrom stattfindet, das heißt mit Blutfetterhöhung, latenter Diabetes oder vielleicht auch schon manifester. Bei diesem Erkrankungs- oder Beschwerdebereich, der alles umfasst, was zum metabolischen Syndrom im weitesten Sinne gehört, hilft Fasten enorm. Der Bauchumfang wird geringer, das Cholesterin sinkt, die Zuckerregulation verbessert sich, der Blutdruck geht runter, also ein ganz starker Indikationsbereich. Ein anderer Bereich leitet sich aus der Nachbarschaft des Rheumas ab: Arthrose, chronische Schmerzen, Rückenschmerzen, Fibromyalgie, Migräne, chronischer Spannungskopfschmerz.

Wie sieht es mit Autoimmunerkrankungen aus?

Da weiß man noch nicht alles, es läuft derzeit eine große Studie zu Multipler Sklerose an der Charité in Berlin, die wir koordinieren. In einer ersten Studie haben wir sehr gute Resultate gesehen, die aber noch in einer Folgestudie bestätigt werden müssen. Wir behandeln natürlich auch sehr viele Menschen mit Immunerkrankungen, Kollagenosen, Lupus erythematodes oder ähnlichen Erkrankungen, bei denen wir durchaus oft so große Ausschläge wie beim Rheuma sehen, aber nicht ganz so homogen. Da ist es ein bisschen komplizierter. Wo der Erfolg nicht ganz so vorhersehbar ist, ist im Bereich der Allergien – eine weitere Indikation, allerdings nicht mehr so eine sichere Bank wie Rheuma. Allemal aber ein Versuch wert. Nur mit großer ärztlicher Erfahrung sind Darmimmunerkrankungen wie Colitis ulcerosa zu betrachten. Da sehen wir häufig gute Erfolge, aber da muss man abwägen. Man kann natürlich bei einem Darmerkrankten nicht sagen, hier Einlauf, da Glaubersalz etc. – man kann nicht nach Schema F verfahren. Diese Menschen haben einen kranken Darm und da das Fasten den Darm auch anstrengt, muss man hier modifizieren.

Wie ist es bei Adipositas, Übergewicht?

Wenn wir Menschen mit Übergewicht haben, schätzen wir bei uns in der Klinik ab, ob eine Suchtkomponente vorhanden ist. Man kann also dick sein, weil man tatsächlich, wie man früher sagte „starke Knochen" hat, oder weil es in den Genen liegt und sich die Adipositas mehr im Hüftbereich manifestiert. Auf der anderen Seite gibt es die pathologische Adipositas mit 150 Kilo und mehr, da muss man das Essverhalten hinterfragen. Wenn jemand an sich eine gestörte Essrhythmik oder ein gestörtes Essverhalten hat – das gibt es ja auch in Form von Magersucht oder Bulimie –, dann sind wir sehr zurückhaltend mit dem Fasten. Diese Menschen können oft sehr gut fasten, es fällt ihnen gar nicht schwer. Also Personen, die gerne mal nachts den Kühlschrank leerräumen und dann fasten, fühlen sich wahrscheinlich erst mal sehr gut und kommen vielleicht mit sechs oder acht Kilo weniger raus – aber bringen eventuell wieder zwölf Kilo mehr nach einem Jahr auf die Waage.

Das Wichtigste ist, dass man sich analysiert, achtsam beobachtet und sich fragt: „Warum bin ich eigentlich übergewichtig?" Ist es ein Übergewicht aus einer Fehlernährung oder Genusslastigkeit heraus, eignet sich das Fasten hervorragend, denn dann führt es zu diesem Reset, den wir sehr schätzen. Diese Menschen können psychologisch eine Erfahrung machen wie „Ach das geht, das ist ja fantastisch, ich brauche gar nicht Torte oder Pommes, um zufrieden zu sein, ich fühle mich auch so super". Dann erleben sie diese Selbstwirksamkeit, also das Gefühl, ich schaffe das, ich kann eine Woche ohne feste Nahrung auskommen. Ein großartiges, wie man es im Englischen nennt, „Empowerment". Um eben auch zu sagen, wenn ich das schaffe, dann bekomme ich auch andere Sachen hin. Für diese Leute, die eher aus der Wohlstandssituation heraus dick geworden sind, für die ist das Fasten sehr, sehr gut.

Aber man muss sich immer klar darüber sein, dass Fasten physiologisch dazu führt, dass man weniger Energie für die Betriebstemperatur und die Bereitstellung der Körperfunktionen verbraucht. Der Stoffwechsel fährt ein wenig runter – das muss der Körper machen. Der Körper weiß ja nicht, ob er jetzt zwölf Wochen fasten muss und der Tod naht oder ob er nur eine Woche durchhalten soll. Er sieht einfach, da kommt nichts, und er knabbert die Fettreserven an, erniedrigt die Körperkerntemperatur. Auch einige Organfunktionen, die jetzt nicht wichtig sind, werden verringert, deswegen ist auch die Fruchtbarkeit während des Fastens nicht groß. Die ist erst danach wieder besser. Denn dann denkt sich der Körper: Ja, ich habe überlebt, jetzt schnell Nachkommen hervorbringen. Aber während des Fastens steht die Fortpflanzung nicht im Fokus des Körpers. Das heißt, er spart. Deswegen wäre es fatal, wenn jemand beim Fastenbrechen Currywurst mit Pommes isst. In der Realität ist diese Gefahr allerdings gering. Wir haben auch Studien dazu durchgeführt: Wenn man fastet und sich geschmacklich dem Salz, dem Fettigen und dem Süßen entzogen hat, ernähren sich die meisten Menschen zumindest ein paar Wochen bis Monate anders. Und deswegen sehen wir in der Praxis auch keinen Jo-Jo-Effekt.

Auch im Alter fährt der Stoffwechsel runter, allerdings nicht so dramatisch wie von Leuten immer behauptet wird, oder?
Klar, aber auch kleine Mengen Kalorien machen etwas aus. Wenn man am Tag 20 Kalorien mehr verbraucht und das mal 1.000 Tage rechnet, kommt eben auch was zusammen. Das Hüftgold und der Bauch im Alter kommen

ja nicht über Nacht. Das ist eine typische Falle: Man wird mit dem Alter schnell auch bequemer. Dabei müsste man dem leichten Abfall des Stoffwechsels eher mit mehr Bewegung entgegensteuern. Das weiß auch jeder. Ich bin jetzt sehr schlank, aber als ich 40 wurde und eine etwas üppige Lebensphase hatte, erging es mir auch so. Man greift sich in die Hüften und denkt: Was ist das denn? Das hattest du doch noch nie. Ja klar, aber du warst ja auch noch nie 40 Jahre alt. Das sind Dinge, da muss man einfach ehrlich mit sich umgehen. Aber man ist dem Alter und der Gewichtszunahme nicht wehrlos ausgeliefert. Jeder Mensch entscheidet sich zumindest anteilig auch bewusst dafür, dick zu sein.

(Erstaunen und Widerspruch von meiner Seite)
Das kann ich so irgendwie nicht glauben.
Doch. Das habe ich von einem Psychologen aus Freiburg gelernt und sehe ich auch in meiner Erfahrung bestätigt. Ich kann ihn nicht korrekt zitieren – das war aber auch vor 20 Jahren. Er war dort der Leiter der Ernährungsambulanz und hat immer gesagt: „Adipositas ist eine Lebensentscheidung. Du kriegst ja auch sehr viel dafür. Du kannst ein bisschen fauler sein. Du kannst dir die Sahnetorte genehmigen – die tröstet. Und eine Portion Pommes – die ist lecker. Unbewusst wissen wir das schon und wir wissen natürlich auch, dass es, wenn man viel davon isst, dick machen kann. Aber wir entscheiden uns dafür."

Ich glaube, es ist keine bewusste Entscheidung dafür, sondern eher wie Juristen sagen würden: ein „Billigend in Kauf Nehmen".
Aber „billigend in Kauf nehmen" ist auch eine Form der Entscheidung, deswegen wird man dafür ja juristisch belangt oder verurteilt. Wahrscheinlich wissen die meisten Leute tatsächlich, dass zehn Portionen Pommes am Tag nicht irre gesund sind. Da ist halt auch Verdrängung im Spiel. Ich habe ja ein anderes großes Thema, die pflanzenbasierte, die vegetarische Ernährung. Fast alle Deutschen möchten, dass Tiere nicht in Massentierhaltung leben müssen. Und nachdem sie dann bei der Umfrage gesagt haben, dass sie das auf keinen Fall wollen, gehen sie zu Aldi und kaufen sich die billigen Nackensteaks für den Grill. Das ist Verdrängung oder auch Selbstlüge.

Sind wir schlicht nicht diszipliniert oder konsequent genug?

Na ja, es gibt natürlich schon diese unglückliche biologische Ausgangssituation, sonst würden wir nicht hier am Tisch sitzen, wenn unsere Vorfahren der letzten Millionen Jahre bei der Suche nach Nahrung Erfolg gehabt hätten. Diese Programme, die gibt es ja und die sind auch hirnbiologisch sehr gut belegt: Dass unser Körper so programmiert ist, wenn Essen da ist, dann iss es. Es könnten ja schlechtere Zeiten kommen. Diese ganzen Belohnungssysteme über Botenstoffe wie Dopamin sind existent. Ich glaube, dass wir nur jetzt das Problem haben, weil wir erstmals seit 1945 in Europa dieses dauernd vorhandene Überangebot von Nahrung haben. Und zum ersten Mal in der Situation sind, dass wir uns selber zügeln müssten und es keinen Ausgleich über Hungersnöte, harte Arbeit im Bergbau oder auf dem Feld gibt. Das ist eine evolutionär absolut neue Situation, in der wir uns befinden. Insofern habe ich auch Empathie, man kann das jetzt nicht nur als Charakterschwäche oder Disziplinlosigkeit auslegen. Denn alle unsere neurologischen Systeme sind darauf ausgerichtet, zuzugreifen und zu essen.

Ich würde behaupten, mit ein Hauptschuldiger ist die Raffgier. Dass die Nahrungsmittelindustrie sich austoben durfte in jeder Richtung: von Fleisch bis Süßigkeiten, von Schlagsahne bis Schnaps – und die Politik einfach zusieht. Nahrung ist immer verfügbar und die Entwicklung der Nahrungsindustrie sowie Versorgung wurde ungezügelt dem Kapitalismus überlassen nach dem Motto: „Ist uns doch egal, was dann passiert."

Aber mal ketzerisch gefragt: Machen wir nicht viel zu viel Bohei ums Essen? Müssten die Engländer mit ihrem Fastfood nicht längst ausgestorben sein? Der Lebensmittelchemiker Udo Pollmer ist einer von denen, die sagen, wir spinnen, was das Thema angeht!

Udo Pollmer ist der ewige „Grantler", aber er ist nicht mehr up to date mit den Daten. Das Thema hat die Wissenschaft sehr stark beschäftigt und in den letzten zwölf Monaten wurden die größten Studien zum Thema publiziert – und seither ist es eindeutig: Je mehr Übergewicht, desto geringere Lebenserwartung, desto mehr Krebs. Das ist belegt. Das war es vor fünf Jahren noch nicht, deshalb gab es auch Bücher mit solchen Aussagen von

Udo Pollmer oder Gunter Frank, dem Allgemeinmediziner. Aber das hat sich definitiv erledigt.

Früher hat man ja gesagt – und ich fand das immer sehr tröstlich: Ein leichtes Übergewicht sei das Beste, um richtig alt zu werden, also das Gewicht mit der höchsten Lebenserwartung.

Auch das hat sich inzwischen anders ergeben. Da kann man sich nicht mehr drauf berufen. Trotz alledem muss man sich immer mal wieder fragen: Worüber reden wir eigentlich? Wir sprechen ja nicht vom Tod mit 40 oder dem Überleben bis 100. Es ist tatsächlich so, dass der Mensch viel aushält, das muss man sich auch mal klarmachen. Ich würde jetzt niemals argumentieren, dass man schlank sein muss, um länger zu leben. Da kann ich Kritiker auch durchaus verstehen, die etwas pointiert sagen: „Lieber schlemme und fresse ich – und gehe zwei Jahre früher in die Kiste." Wir reden also nicht über tragische frühzeitige Todesfälle mit Anfang 30, sondern über etwaige Luxusjahre am Schluss.

Was die Lebenserwartung im Vergleich anbelangt, ist dies immer sehr schwierig, weil man viele Faktoren berücksichtigen muss. Die höchste Lebenserwartung in Europa haben beispielsweise die Menschen in Italien und Frankreich. Sie verzehren am meisten Gemüse und Obst und am wenigsten Fleisch und Milchprodukte. Deutschland ist trotz seines immensen, teuren und hochgerüsteten Gesundheitssystems eher in der unteren Liga der Lebenserwartung zu finden. Eines ist klar: Alle Menschen in den Ländern, die sich sehr mediterran ernähren – also mit viel gesunden Fetten und viel Gemüse –, leben länger. Die einzigen mit einer hohen Lebenserwartung, die da ein bisschen rausfallen, sind die Niederländer. Aber die machen sehr viel Sport und radeln alle – und sind gut drauf. Das muss man sich ebenfalls mal klarmachen, auch das spielt eine Rolle. Drei große Faktoren gibt es: Bewegung, Ernährung und Psyche.

Ist es definitiv gesünder, fleischlos zu leben?

Ja, ein klares Ja. Dazu kommt, dass wir uns auch aus anderen Motiven heraus unbedingt vegetarisch ernähren sollten. Die Welt mit alsbald zehn Milliarden Menschen kann sich nur sehr fleischarm oder fleischfrei ernähren.

Bei Fleisch ist das zunächst auch eine Mengenfrage. Der deutsche Mann isst heute im Schnitt 1,3 Kilogramm Fleisch in der Woche – dies müsste auf 300 Gramm runtergefahren werden. Darunter wird es schwierig, wissenschaftlich noch eine gesundheitliche Verbesserung zu begründen. Aber zunächst müsste massiv weniger Fleisch gegessen werden. Fleisch war ja ein Luxusgut zu Festtagen oder wurde zu einem besonderen Anlass serviert, der klassische Sonntagsbraten beispielsweise. Das ist auch ungefähr die Menge, bei der Fleischverzehr nicht mehr oder nicht mehr wesentlich ungesund ist. Ich esse aus grundsätzlichen ethischen Gründen kein Fleisch.

Wie sieht es aus mit Fisch?

Fisch ist ernährungsmedizinisch etwa neutral – es gibt gute Wirkungen und ein paar weniger gute. Hier sind für mich rein das Ökologische und das ethische Moment entscheidend. Deshalb esse ich keinen Fisch. All die Überfischung und die dreckigen Meere. Fisch wird von vielen empfohlen, ohne sich Gedanken um Nachhaltigkeit und Ökologie zu machen, das ist kurzsichtig.

Wie sieht es aus mit Alkohol? Trinken Sie Alkohol?

Nein.

Ein bisschen Alkohol sei gesund, heißt es doch immer?

Auch diese Behauptung hat sich inzwischen erledigt. Es hieß lange: Menschen, die ganz viel trinken, haben eine hohe Sterblichkeit. Die, die gar nichts trinken, weisen aber auch eine höhere auf als Menschen, die moderat trinken. Jetzt aber haben Harvard-Wissenschaftler Daten aus allen Studien von 1.000.000 Menschen überprüft und neuere methodische Verfahren eingesetzt. Und danach gibt es keinen gesunden Alkoholkonsum, auch nicht in kleiner Menge. Menschen, die keinen Alkohol trinken, leben am gesündesten.

Ist das nicht sozial schwierig, keinen Alkohol zu trinken?

Meistens ist es kein Thema. Aber vor einigen Wochen war ich in Mailand auf einer Konferenz von Fastenexperten und wir wurden von den Veranstaltern in ein Restaurant am Dom eingeladen. Da wurde man gar nicht gefragt und hatte schon Wein im Glas. Ich habe „Prost" gesagt und nur daran genippt. Wenn man nicht groß trinkt, wird auch nicht nachgeschenkt. So mache ich das dann.

Zurück zum Fasten: Wer darf auf keinen Fall fasten?
Leute, die aus Krankheitsgründen schon per se Gewicht verlieren oder eine psychologische Problematik wie Magersucht haben.

Darf man einfach so zu Hause alleine fasten?
Wer krank ist, nicht. Wer eine chronische Erkrankung hat, die medikamentös behandelt wird, braucht ärztliche Aufsicht und Kontrolle.

Wenn ich einfach nur speckig bin und es mal probieren will, besteht da Gefahr?
Nein. Es kommt auf die Dauer an. Das Intervallfasten darf jeder machen. Fünf Tage fasten, das kann auch fast jeder bewerkstelligen, außer bei einer Medikamenteneinnahme.

Und in Rücksprache mit dem Arzt? Darf man dann auch länger?
Dann ja.

Braucht der Körper Nahrungsergänzungsmittel, Vitamine während des Fastens?
Nein. Vitamine haben eine längere Haltwertzeit. Das spielt gar keine Rolle. Das kann man sich sparen.

Wie sollte ich fasten? Nach Buchinger, einer anderen Methode oder ist das relativ egal?
Es ist schon gut, keine absolute Nulldiät zu machen, weil man ein bisschen weniger Muskeln abbaut. Buchinger-Fasten ist gut, man muss es jetzt nicht eins zu eins so machen, wie es der liebe Otto gesagt hat, aber es hat sich in Deutschland durchgesetzt.

Großes Thema beim Fasten: Der Darm und das Abführen. Muss man vor dem Fasten abführen?

Das ist eine sehr schwierige Frage. Es gibt viele, die sagen, mit dem Abführen und ab und an einem Einlauf ist es besser. Gerade die Leute, die etwas mehr Fastenerfahrung haben.

Hat man, wenn der Darm leer ist, wirklich keinen Hunger mehr?

Das ist wissenschaftlich nicht klar. Aber Menschen, die einen regelmäßigen Einlauf machen und ihren Darm vorher entleeren, haben die Erfahrung gemacht, dass sie weniger Hunger haben. Das ist aber nicht sicher belegt. Die ganze amerikanische Fastenszene zum Beispiel macht kein Abführen vorher und keine Einläufe.

Weil die Amis in der Hinsicht verklemmter sind?

So ist es. Aber es scheint ohne Abführen durchaus zu funktionieren, allerdings gibt es keine Vergleichsstudien. Nun ist mir aber die Erfahrung von Fastenärzten auch wichtig. Da scheint es schon so zu sein, dass für viele das Fasten besser funktioniert, wenn der Darm entleert ist. Wir haben hier auch eine Forschungsgruppe mit den Rheumatologen der Charité und danach gibt es gute Hinweise, dass auch das Darmmikrobiom sich verbessert, wenn man den Darm reinigt. Aber es ist eine persönliche Entscheidung. Ich mache es so, dass ich die Leute frage. Manche Menschen haben da schlechte Erfahrungen, sie möchten es einfach nicht. Oder es ist schambesetzt. Oder sie finden allein den Gedanken unangenehm und dann sage ich: „Sie müssen hier gar nichts. Sie können es, wenn Sie möchten."

Was ist mit den berüchtigten Schlacken, die der Körper angeblich abbaut? Was ist mit der Entgiftung?

Das ist ebenfalls schwierig. Es gibt verschiedene Achsen der Betrachtung. Wenn sie eine Darmspiegelung während des Fastens machen, sehen sie keine Schlacken. Und dann gibt es die Autophagie-Thematik, die jetzt natürlich in aller Munde ist: Es wird immer deutlicher, dass die Autophagie – also die Selbstreinigung der Zelle – durchs Fasten gefördert wird. In der Summe bleibt es ein interessantes Thema, das aber auch komplex ist. Aber ich sehe das immer eher metaphorisch, bildhaft. Die Leute fühlen sich gereinigt. Und das würde mir reichen. Wenn sich jemand schon mal entgiftet fühlt, ist das gut. Wenn jemand darauf besteht, das Wort „Entgiftung" zu benutzen, dann lasse ich ihn, ich selbst benutze es nicht.

Viele müffeln beim Fasten ein wenig und nehmen das als Beleg für den Entgiftungsprozess.
Das ist einfach die Säure. Das sind Ketonkörper, Aceton – das entsteht, wenn man keine Nahrung zu sich nimmt. Ganz normal.

Fasten Sie selbst regelmäßig?
Immer mal wieder. Ich wollte jetzt mal wieder fasten, sonst mache ich das Intervallfasten, 16 : 8, vielleicht starte ich im nächsten Sommer. Ich muss meine Frau fragen, die sagt immer: „Du bist die ersten Tage so schlecht gelaunt."

Ist das Spirituelle, Esoterische immer auch eine Komponente beim Fasten?
Nein, nicht immer. Professor Valter Longo, mit dem ich ja befreundet bin, und der der führende Experimentalforscher ist, der Biologe, der Fastenpapst, sagt, es geht einfach nur um Kalorienbeschränkung. Den Rest braucht es nicht zwingend. Das Fasten ist aber durchaus eine sehr schöne Chance, um die Mind-Body-Ebene mitzuberücksichtigen. Das machen wir auch bei unserem integrativen Fasten, aber es ist keine Conditio sine qua non, man kann auch rein biologisch stoffwechselbetrachtend fasten.

Krebs und Fasten: Ist Fasten eine Waffe gegen den Krebs?
Im Tierexperiment: Ja. Beim Menschen wissen wir es noch nicht genau. Wir haben hier drei große Studien zu Prostatakrebs, Brustkrebs und Eierstockkrebs laufen. Aber das wäre jetzt zu weit vorgegriffen. Ich sage es mal so: Ich habe große Hoffnung, sonst würde ich es nicht machen. Aber die Wissenschaft macht einen auch ein bisschen demütig, gegessen wird immer erst am Schluss.

Wann muss man aufhören mit dem Fasten? Gibt es Alarmsignale?

Jemand, der Medikamente einnimmt und krank ist, braucht einen Arzt beim Fasten – und der Arzt sollte das dann mit dem Fastenden entscheiden. Wer präventiv, also aus grundsätzlicher Gesundheitsvorsorge fastet oder Übergewicht hat, ein bisschen hohes Cholesterin etc., aber ansonsten gesund ist, kann das selbst bestimmen. Man hört auf seinen Körper. Da gilt, dass man die ersten Fastentage oft Schwierigkeiten hat. Das liegt an diesen Entzügen, an der Umstellung, aber dann kommt eine stabile Phase. Und je nach Ausgangsgewicht gibt es schließlich eine späte Phase – das ist der Beginn der Phase drei –, in der man merkt: Jetzt gehen die Reserven langsam zur Neige. Das spüren viele Leute und sagen: „Jetzt fällt es mir auf einmal schwer." Das kann nach zehn oder nach 30 Tagen sein. Da bewegen wir uns in einem Bereich des längeren Fastens, aber der Körper signalisiert es einem schon, wann es reicht.

Hat das längere Fasten eine bessere Auswirkung auf Krankheiten?

Das wird manchmal behauptet. Ich möchte es nicht ausschließen. Es ist eine schwierige Frage, die ich mich wissenschaftlich nicht zu beantworten traue.

Aber kann das Intervallfasten das, was das Heilfasten kann: die Langstrecke?

Ich glaube, das Intervallfasten ist, was das Metabolische angeht, ähnlich wirksam. Aber in Bezug auf das Rheumatische und Immunologische nicht.

Das heißt: Wer seinen Krankheiten zu Leibe rücken will, sollte „richtig" fasten? Und wer seinen Speck loswerden will, kann auch das intermittierende Fasten wählen?

Genau.

Im Netz macht das Trockenfasten die Runde. Trockenfasten bedeutet nicht nur Verzicht auf Nahrung, sondern auch auf das Trinken. Macht das Sinn?

Das ist gerade ein zart aufkommendes, extrem spannendes Thema der Forschung. Wenn man nichts Festes isst und fastet, stellt sich natürlich die Fra-

ge: Was ist mit dem Trinken? Es gibt ja große Unterschiede. Beim Buchinger-Fasten wird viel und gerne getrunken, Tees auch Säfte und Brühe. Schaut man nach Amerika, dann wird dort destilliertes Wasser getrunken. Und unter den religiösen Fastenformen kommt das Bahai-Fasten oder Ramadan-Fasten vor, das ja periodisch, also von Sonnenaufgang bis Sonnenuntergang, Trockenfasten ist.

An der Stelle wird es ganz spannend, denn eine griechische Kollegin war gerade hier, die inzwischen viele Patienten mit Trockenfasten behandelt hat, was mir noch eher suspekt ist. Aber zwei Punkte sind interessant: Bis vor kurzer Zeit gab es ja auch ein Dogma – viel trinken ist immer gut, hieß es. Vor allem für die Niere. Und jetzt hat eine erste große randomisierte Studie aus Amerika das untersucht. Eine Patientengruppe mit leichter Niereninsuffizienz durfte immer extra trinken und wurde mit einer Kontrollgruppe verglichen, die weniger trinken sollte. Nach einem Jahr wurden die besseren Ergebnisse verglichen und es fand sich kein Unterschied in der Nierenfunktion bei der Gruppe, die weniger getrunken hatte. Der Molekularmediziner Professor Detlev Ganten, der ehemalige Chef der Charité, sagt in seinem Buch, die „Steinzeit liegt uns in den Knochen". Dass es ja nicht nur die Nahrung ist, die immer wieder knapp war, sondern bei den Savannenurmenschen auch das Wasser. Es muss nicht gut sein, immerzu mit einer Wasserflasche herumzulaufen. Man wird über Trockenfasten erst in zwei, drei Jahren Genaueres wissen. Jetzt würde ich das nicht im Selbstversuch empfehlen.

„Als hätten Sie ein Hybridauto, das mit Benzin funktioniert und plötzlich auf Elektrizität umschaltet"

Interview mit Dr. Françoise Wilhelmi de Toledo
Leiterin der Forschungsabteilung der Fastenklinik Buchinger Wilhelmi
in Überlingen am Bodensee

Was ist Fasten für Sie?

Fasten ist die Fähigkeit, die jedes Lebewesen – Mensch, Tier oder Pflanze – auf diesem Planeten besitzt. Etwas zu essen, auch manchmal zu viel, wenn es beispielsweise mehr Nahrung gibt, und das dann auch zu speichern, ist völlig normal. Ist keine Nahrung mehr vorhanden oder verzichtet man freiwillig darauf, kann man von diesen gespeicherten Reserven leben. Diese Umschaltung von externer Nahrung auf gespeicherte Nahrung (meistens als Fett) wird heute „Metabolic Switch" genannt: Sie macht das Fasten möglich. Diese Stoffwechselumstellung geht einher mit Veränderungen im psychisch-seelischen Bereich und fördert viele therapeutische Wirkungen. Auch Verhaltensmuster können beeinflusst werden: Meistens wird das Benehmen einfühlsamer, friedlicher und solidarisch zu sein ist an der Tagesordnung. Nimmt man Nahrung nach dem Fasten langsam wieder zu sich, entstehen wichtige Regenerations- und Verjüngungsprozesse.

Beim Buchinger-Fasten bekommt man ein wenig Suppe und Saft, auch ein bisschen Honig. Warum?

In unseren Kliniken ist Fasten der freiwillige periodische Verzicht auf Nahrung und wird als belebendes Erlebnis wahrgenommen. Wir wollen, dass das Fasten genossen wird. Selbst wenn es für viele Leute sehr merkwürdig klingt, dass Fasten ein Genuss sein kann. Damit keiner vor den Kopf gestoßen wird, sorgen wir für sanfte Übergänge: Wir reduzieren die Kalorien-

menge sukzessiv, bieten Darmreinigungsmaßnahmen an und ergänzen mit Suppen, Säften und ein wenig Honig, etwa 200 bis 250 Kalorien pro Tag. Diese Zusätze reduzieren die Umstellungssymptome wie Kopfschmerzen, Übelkeit und Müdigkeit. Außerdem bremsen sie den Eiweißabbau, modulieren die Ketogenese (die Bildung von Ketonkörpern im Stoffwechselzustand der Kohlenhydratreduktion). Gelegentlich gibt es aber auch Fastende, die auf Honig oder Säfte verzichten. Das macht jeder Mensch nach seinem eigenen Befinden.

Aber die Ketogenese möchte man ja nicht ausbremsen, die will man ja haben, oder?

Die entsteht natürlich, allerdings muss sie nicht direkt von null auf hundert gehen, denn das verursacht die sogenannte „ketogene Krise", wie russische Ärzte sie genannt haben. Eine solche Krise entsteht eher durch eine Nulldiät, also durch Fasten, bei dem nur Wasser aufgenommen wird. Das möchten wir vermeiden. Eine gewaltsame Stoffwechselumschaltung ist für viele Menschen nicht leicht zu verkraften. Es ist besser, den Fastenmodus langsam einzuschalten und es so harmonisch erleben zu dürfen. Das periodische Fasten sollte meiner Meinung nach regelmäßig wiederholt werden, einmal pro Jahr. Dazu muss man sich eine gute, traditionsreiche Methode aneignen. Aber erst mal sollte man eine gute Erfahrung machen und dann kann jeder für sich selbst entscheiden.

Was macht Fasten mit dem Körper?

Es ist, als ob der Körper mit einem völlig neuen Programm betrieben wird. Die Zellen aktivieren gewisse Gene und deaktivieren andere. So, als hätten Sie ein Hybridauto, das mit Benzin funktioniert und plötzlich auf Elektrizität umschaltet.

Das Erste, was passiert, ist, dass der Blutzucker sinkt und infolgedessen die Insulinproduktion gedrosselt wird. Das Hormon Glucagon steigt und dann geht der Fastenprozess los: die Fettmobilisation, der Fettabbau, die Ruhigstellung des Magen-Darm-Traktes sowie die Aktivierung der Zellreinigung und der Zellmüllabfuhr. Der Fettstoffwechsel wird eingeschaltet, das bedeutet, die Zellen werden während des Fastens weiter mit Nährstoffen versorgt. Und die Fettzellen sind schön voll, weil in der Zeit, in der es Essen gab, die Reserven angelegt wurden – und die stehen jetzt zur Verfügung. Fett ist vorverdaute Nahrung, sie gelangt ins Blut und von dort aus in die Leber; ein Teil wird in Ketonkörper umgewandelt – als „Superfuel" besonders für das Gehirn – und es geht weiter. Die Zellen werden weiterhin genährt, nur eben anders. Aus anderen Quellen. Für die ist es eine Entlastung und keine Belastung.

Man hört manchmal, dass der Körper beim Fasten gestresst würde und in eine Art Panik gerät?
Ich denke eher, die Leute, die das behaupten, haben panische Angst vor dem Fasten. Sie verwechseln zu oft Fasten und Hungern. Ihnen ist nicht bewusst, dass jedes Lebewesen für periodisches Fasten ausgestattet ist, allein schon wegen der Jahreszeiten. Der Körper ist nicht in Panik, er reagiert auf ein Signal, sich umzustellen. Es ist genauso, als würde der Gong am Ende des Unterrichts ertönen und ich weiß: Jetzt hab ich frei! Ist das Panik? Nein, aber man muss darauf reagieren und bereit für die Umstellung sein. Der Körper schüttet dafür bestimmte Hormone aus: ein wenig Stresshormone wie Adrenalin oder Cortisol. Das ist aber nützlicher Stress. Der steigt auch nur am Anfang, danach breitet sich eher innere Ruhe und Heiterkeit aus – zumindest wenn die Fastenbegleitung und Umgebung stimmen.

Im Fasten sind die Zellen in einem geschützten Zustand und statt zu wachsen und sich zu multiplizieren, wie sie es machen, wenn sie viel tierisches Protein und Zucker bekommen, schalten sie in den Reparaturmodus. Sie eliminieren veraltete oder geschädigte Zellbestandteile bzw. ganze Zellen werden „autophagiert", also selbst verdaut.

Einen Vergleich erwähne ich in meinem Buch „Buchinger Heilfasten – Die Original-Methode" (Trias Verlag 2010): Nehmen wir an, Sie gehen häufig zum Markt und kaufen ein. Dann haben Sie irgendwann so viele Vorräte im Haus, dass Sie ein paar Tage nur von denen leben können. Genau solche Vorräte hat auch der Körper, nur liegen sie nicht im Kühlschrank oder im Regal, sondern sind in Fett umgewandelt vorhanden.

**Immer wieder wird behauptet, beim Fasten verliere man zum Groß-
teil Muskulatur?**

Das ist meiner Meinung nach ein Mythos, der von den Industrien in die Welt
gebracht wurde, die Proteindiäten vertreiben. Zwar wird Eiweiß im Fasten
geringfügig verbraucht, die Hauptbrennstoffe sind aber Fett und Keton. Ein
bisschen Protein wird mobilisiert, um in Glucose umgewandelt zu werden –
das Gehirn stellt sich langsamer auf die Fett- und Ketonverbrennung um als
die meisten Körperzellen. Fett kann sich nämlich nicht in Glucose umwan-
deln und die Proteine sind begrenzt. Diese Mobilisation von Protein wird
falscherweise mit einem „Muskelschwund" gleichgesetzt. Das ist aber falsch!
Es gibt viele andere Eiweißquellen im Körper.

Woher kommt das Eiweiß dann also? Nicht nur aus der Muskulatur. Ein
Teil natürlich schon, aber der Großteil kommt zum Beispiel aus Zellen und
Zellmüll, hypertrophierten Eiweißstrukturen wie interzellulären Substanzen
oder aus der Leber. Die Darmwände bilden sich etwas zurück, das Protein
in gewissen Strukturen des Körpers kann rekuperiert werden, rezykliert – zu
Neudeutsch: recycelt.

Vor der Erfindung von Technologien, die die Nahrungskonservierung erlaubten, gab es für Mensch und Tier regelmäßig Zeiten, in denen sie nichts
oder nur sehr wenig zu essen hatten. Insofern gibt es ein perfekt angepasstes
System. Allerdings kann Fasten bei bereits abgemagerten, älteren Personen
ein Problem verschlechtern, die sogenannte Sarkopenie, die Muskelfaserar-
mut. Ansonsten sind Muskelzellen wie Fettzellen. Sie können sich leeren und
füllen. Wenn sie während des Fastens etwas Muskeleiweiß abgeben, bauen
sich die Muskelzellen hinterher wieder auf, sobald sie Aminosäuren aus der
Nahrung bekommen.

Wir haben Ende 2016 gemeinsam mit dem Nationalen Zentrum für wissenschaftliche Forschung (CNRS) in Straßburg eine Studie zu diesem Thema
durchgeführt und schreiben gerade an der Publikation. Sie zeigt eindeutig,
dass sich drei Monate nach dem Fasten die Leistungsfähigkeit der Muskulatur bei Menschen, die gesund waren, erhöht hat. Der Mythos des Muskelab-
baus ist ein Fehlschluss, der verbreitet wird und – so hoffe ich – bald entlarvt
werden kann.

Wer kommt in Ihre Klinik zum Fasten? Was sind das für Menschen?
Das ist zunächst mal ein sehr internationales Publikum aus allen Ländern und Kulturkreisen in allen Altersstufen. Zum großen Teil sehr gebildete Menschen – Personen, die wissen, dass sie reagieren müssen, wenn sie merken: Jetzt entgleise ich mit meinem Gewicht, meinem Essverhalten oder überhaupt mit meinem Lebensstil. Die Mehrheit hat einen BMI zwischen 25 und 30. Natürlich gibt es auch massiv adipöse Patienten, die zu uns kommen, aber es sind nicht mehr als fünf bis zehn Prozent. Unsere Kliniken haben mehr als 70 Jahre Erfahrung und das wissen Gäste und Patienten zu schätzen. Der Impuls des Gründers Dr. Otto Buchinger ist hier noch zu spüren.

Als Sie fragten, was ist Fasten, da habe ich zunächst eher Stoffwechselvorgänge beschrieben. Aber im Grunde hat das Fasten drei Dimensionen: die körperlich-medizinische, die gemeinschaftliche und die spirituelle. Otto Buchinger war ein sehr spiritueller Mensch, eher mystisch, denn er stand über den Dogmen. Er war bekennender Christ, lebte nach echten christlichen Werten und hatte dabei viel Humor und Selbstironie. Er hat die „Diätetik der Seele" geprägt, die Hygiene des inneren Menschen. Er sah das Fasten als Zeitraum, in dem die Seele merkt, was ihr fehlt. Wo sie durstet oder nach seelischer Nahrung hungert. All das spürt man im Alltag weniger, denn man kann sich leicht ablenken.

Das Essen selbst ist eine große Freude. Wenn man das jemandem nimmt, muss man den Genuss auf anderer Ebene zugänglich machen. Seelische Genüsse, die im Alltag sehr oft fehlen, weil man denkt, dafür hat man keine Zeit: um zu malen, zu lesen, Musik zu hören, Tagebuch zu schreiben und um sich zu fragen, wie fühle ich mich überhaupt. Oder um sechs Uhr aufzustehen, um in die Natur zu gehen und die Energie des Morgens zu genießen. Für dieses Feingefühl, auch für die kleinen Sachen wie eine Blume, ein Insekt, das Singen der Vögel am Morgen ist man in einem vollgepackten Alltag weniger offen. Erlaubt man sich, in diese andere Welt reinzurutschen, und kämpft nicht dagegen an, ist das eine sehr erfüllende Erfahrung. Im Fasten kann man auch eine Bilanz seines Lebens ziehen, spüren, wie es weitergehen soll. Was mache ich richtig? Wo entwickle ich meine Potentiale? Wo bleibe ich in toxischen Routinen stecken, weil ich Angst habe, aus meiner Komfortzone auszusteigen? Fasten ist einfach eine Zeit für Besinnung und Inspiration.

Otto Buchinger war Internist, ein guter Beobachter und ein fantastischer Pädagoge. Das Buchinger-Wilhelmi-Programm hat eine traditionsreiche pädagogische Dimension. Wie führe ich einen Menschen, damit das Erlebnis Fasten für ihn so schön wie möglich ist, die Aggressivität zurückgeht und die Sensibilität, die Intuition wächst? Fasten ist ein wahres Friedensinstrument. Große Gewaltlosigkeitsverfechter wie Gandhi haben das Fasten benutzt, nicht als Hungerstreik, sondern als Ort der spirituellen Regeneration. Gandhi hat gesagt: „Was die Augen für die äußere Welt sind, ist das Fasten für die innere Welt." Wenn er gefastet hat, hat er sich in die innere Welt zurückgezogen und Kräfte getankt.

Wir sind die Erben von diesen drei Dimensionen. Auch wenn in den Kliniken die körperlich-medizinische Dimension stark entwickelt wurde, merken Sie sicherlich einen besonderen Spirit. Die Ruhe hier, die Regelmäßigkeit und Struktur. Hier wird betreut, behandelt, berührt. Viele wachen darüber, dass es den Menschen gut geht. Körperlich und seelisch.

Viele der Gäste oder Patienten der Klinik sind Wiederholungstäter, sie kommen immer wieder. Woran liegt das?

Im Prinzip ist es so: Fastet man jedes Jahr, macht man eigentlich nur das, was die Natur vorgesehen hat. Heutzutage kann man Essen konservieren, wir haben Nahrung immer verfügbar und im Überfluss. Aber früher gab es im Winter in Gegenden wie diesen irgendwann nichts mehr zu essen und deswegen hatten die Menschen automatisch eine Fastenzeit oder eine starke Kalorienreduktion. Das Problem war der Mangel, die Sorge zu verhungern. Deshalb haben wir wenige Mechanismen, die uns zwingen aufzuhören, wenn genug gegessen wurde. Vor allem dann nicht, wenn die Nahrung so künstlich schmeichelhaft für die Geschmacksknospen hergestellt wurde. Menschen und Tiere sind darauf ausgelegt, dass sie, wenn es glücklicherweise Essen gibt, so viel wie möglich zu sich nehmen, weil danach die Fastenzeit kommt. Und die war garantiert.

Folglich sind wir so programmiert, dass wir die Sättigung überhören können! Die Leute, die übergewichtig zu uns kommen, sind im Grunde genommen Stoffwechselchampions von früher, das sind die Überlebenden von *damals, wenn die Nahrung oft fehlte. In Überflusszeiten sind sie dagegen im Nachteil. Aber im Prinzip ist viel zu essen, sobald es viel gibt, eine völlig spontane und folgerichtige Tendenz von Mensch und Tier. Das Abnormale ist, dass die Fastenzeiten nicht mehr vorhanden sind. Also kommen viele Menschen hierher, weil es sinnvoll und normal ist, regelmäßige Nahrungspausen durchzuführen.*

Was passiert im Körper nach dem Fasten?

Danach kommt es zu einem Boom der Eiweißsynthesen: Die Stammzellen, die in allen Organen schlummern, wurden während des Fastens aktiviert und wachsen im und nach dem Aufbau. Das ist ein ungeheurer Regenerationsvorgang. Es ist die einzige Chance, die Körperzellen als Erwachsener derartig zu regenerieren, die Organe zu verjüngen. Unsere Gäste spüren das und kommen deswegen regelmäßig wieder: Sie wollen diesen Effekt der Verjüngung, der Regeneration und positiven Stimmung – schlicht diesen ganzheitlichen Push – regelmäßig erleben.

Kritiker des Fastens sagen, dass man das verlorene Gewicht ganz schnell wieder drauf hat. Was antworten Sie diesen Leuten?

Fasten führt zu einer eindeutigen, schnellen Gewichtsreduktion. Soll diese aufrechterhalten werden, braucht es eine Veränderung der Lebensumstände. Man kann nicht erwarten, dünn zu bleiben, wenn man wieder genauso isst wie vorher und sich nicht bewegt. Wie soll das gehen? Was die Menschen mit dem Fasten aber erreichen können: Sie erneuern die Motivation, kommen aus dem Teufelskreis, dem Hamsterrad raus. Beim Fasten merken sie, wie gut sie sich fühlen mit so wenig.

Man lernt auch, die Hauptrisikosituationen zu erkennen. Die Anonymen Alkoholiker nennen es „HALT": hungry, angry, lonely and tired. Das trifft wunderbar auch aufs Essen zu. Kommt man in eine tiefe Gefühlslage, fühlt man sich hungrig, verärgert, isoliert und müde … Da nimmt man schnell mal süße, fette Nahrung in übertriebenen Mengen zu sich. Kurzfristig hilft das, die depressive Verstimmung zu verdrängen. Hier kann man also gut vorbeugen, bewusster werden und eigene Körpersignale rechtzeitig hören lernen.

Viele, eigentlich die meisten, schaffen es, etwas zu verändern und zu verbessern. Einige vermeiden, weiter zuzunehmen. Andere meistern es, weiter abzunehmen. Manche werden wieder zunehmen, so wie sie es auch ohne das Fasten getan hätten. Aber durchs Fasten hatten sie eine Unterbrechung. Wenn sie irgendwann zum Ausgangsgewicht zurückkehren – oft erst nach mehreren Monaten –, haben sie immerhin eine Weile gesünder gelebt und einen Teil ihrer Körperzellen regeneriert. Die meisten Gäste und Patienten sagen uns, dass sie nach dem Fasten gesünder gelebt haben. Aber Gewohnheiten zu ändern, verlangt Ausdauer, Bewusstsein und auch Wissen.

Ein weiterer Kritikpunkt am Fasten lautet: Durchs Fasten ruiniert man sich den Stoffwechsel dauerhaft – und dann ist man schlechter dran als zuvor. Das ist Unsinn.

Gibt es besonders faszinierende Fälle hier in der Klinik?

Wir haben so viele Multiple-Sklerose-Patienten, Rheumapatienten, die keine zwei Meter gehen konnten, weil sie überall Schmerzen hatten, und nach fünf bis sechs Tagen machen sie eine Wanderung. Die Entzündungsparameter – das ist bekannt – gehen durchs Fasten zurück. Da sind Menschen, die ihre Hände nicht schließen, ihre Finger nicht bewegen konnten … und nach ein paar Tagen geht es wieder.

Wir haben einen Patienten hier, der mit 40 erstmals gekommen ist. Er ist heute 86 und kommt jedes Jahr für drei Wochen. Dieser Herr, der völlig klar im Kopf ist, ist absolut faszinierend. Das sind nur einige Beispiele, die zeigen, welche therapeutische Wirkung das Fasten hat.

Wie lautet Ihre Botschaft an die Menschen?

Gewöhnen Sie sich täglich an, vor den Mahlzeiten einen schönen Hunger zu verspüren! Und wenn Sie nicht hungrig sind, besonders am Abend, dann gehen Sie ins Bett und freuen sich auf das Frühstück! Also seien Sie mindestens einmal pro Tag schön hungrig. Lassen Sie das Gefühl ein bisschen andauern – und dann essen Sie eine gesunde Mahlzeit.

Diese subtilen Signale des Körpers kann man mit dem Fasten gut rehabilitieren. Zu merken, ich bin von keiner Diät abhängig, von keinem Berater, von keiner Industrie, sondern mein Körper gibt mir seine Signale – besonders Hunger und Sättigung – aus sich selbst heraus. Das ist faszinierend. Wieder lernen zu verstehen, was Körper und Geist brauchen. Was ist es, was mein Körper will? Liebe, Zuneigung, eine Pause oder tatsächlich Essen? Es ist unglaublich, was man beim Fasten wieder reaktivieren kann: gesunde und einfache Mechanismen.

UNTER AUFSICHT FASTEN: „MISERY MAKES COMPANY"

Aber du fastest immer nur allein vor dich hin. Das Gruppenerlebnis macht es zu etwas ganz anderem!", schwärmt mir eine Freundin vor. Unter Anleitung ist es ein völlig neues Erlebnis!" Und eine weitere pflichtet ihr bei: „So in einer Gruppe könnte ich es mir vielleicht auch vorstellen, aber allein zu Hause – das wär nichts für mich. So viel Willensstärke habe ich nicht!"

Es stimmt, ich habe noch nie in einer Gruppe gefastet, sondern bisher immer nur für mich allein. Höchstens mental unterstützt durch diverse Internetforen. Ich überlege, denke darüber nach und entscheide: Warum eigentlich nicht? Gemeinsames Leiden macht die Sache vielleicht sehr viel erträglicher. Aber will ich mit wildfremden Menschen über Einläufe sinnieren? Reicht es als Gemeinschaftselement, als verbindendes Glied, dass alle nichts essen, oder braucht es da noch ein bisschen mehr?

Es könnte aber auch interessant sein, wie andere das Fasten erleben. Was sie dazu treibt, es zu tun. Wo liegen ihre Beweggründe? Was bringt es ihnen?

Nachdem ich entschieden habe, es auszuprobieren, bleibt die große Frage nach dem Wo? Angebote für Fastenaufenthalte gibt es wie Sand am Meer. Ich entscheide mich, nachdem ich mich umgehört habe, für den Porsche unter den Fastenaufenthalten und wähle eine traditionelle Klinik. Den Klassiker. Hier fasten Menschen seit Jahrzehnten nach dem Konzept von Dr. Otto Buchinger. Als ich mir die Preisliste anschaue, bin ich kurz vor der Schockstarre. Für 13 Tage Aufenthalt und betreutes Fasten liege ich mit einem der günstigeren Zimmer bei knapp 4.000 Euro. In Worten: viertausend Euro. Und zwar in einem Standardzimmer. Kost und Logis sind selbstverständlich inkludiert, wobei beim Fasten von Kost zu sprechen ja doch ein Hauch zu verklärt ist. Nichts zu essen – und das für 4.000 Euro. Das ist mal eine geniale Geschäftsidee, denke ich und habe arge Zweifel, ob es das wert sein kann. 4.000 Euro für etwas, was mich daheim so gut wie nichts kostet? Für ein bisschen Tee, Glaubersalz, Gemüsebrühe und Einläufe?

Aber wer weiß? Vielleicht ist Fasten in einer solchen Klinik tatsächlich ein komplett anderes Erlebnis. Außerdem sind medizinische Betreuung und ein umfangreiches Rundumprogramm inklusive. Es wird mir guttun, es ist gesund und eine ganz neue Erfahrung. Ich tue es ja auch für das Buch, liefere ich mir und meinem plötzlich sehr stark aufkommenden Geiz eine kleine Entschuldigung. „Manches muss man probieren, um es zu beurteilen!", sagt eine Freundin. Na ja, es gibt Dinge, die muss ich nicht probieren, um sie sackdoof zu finden. Bungeejumping oder Gesichtstattoos zum Beispiel. Trotzdem könnte es interessant sein zu sehen, wie es sich mit dem Fasten in Gemeinschaft verhält. Wird es einfacher sein? Werden wir uns gegenseitig mit Durchhalteparolen pushen? Uns schon beim ersten morgendlichen Kräutertee Verdauungsgeschichten erzählen? Werden mich die anderen stören? Mir auf den Keks gehen? Gibt es Kurschatten beim Heilfasten? Eint allein das gleiche Verhalten? Welche Klamotten muss ich mitnehmen?

Ich rufe in der Klinik an und frage nach der Kleiderordnung. Gibt es Vorschriften? Einen Dresscode? Muss man sich fürs „Abendessen" aufhübschen? Die Antwort ist eher vage. Bequemes, Sportsachen und was Nettes für abends. Was „Nettes"? Das ist ja alles: von der Jogginghose bis zum festlichen Kleidchen. Je nach Perspektive. Ich packe einen riesigen Koffer und bin so, wenigstens was die Kleidung angeht, für alle Fälle gerüstet.

„Du wirst mit sehr vielen, sehr dicken Russen und Arabern dasitzen!", warnt mich meine Mutter. „Wer sonst kann sich so was leisten?" Ich bin gespannt, ob sie recht hat, habe schon Visionen von mopsigen Saudis, die mich in ihren Harem locken wollen, und mache mich auf den Weg zu meinem ersten Gemeinschaftsfasten.

Die Klinik hat eine wunderschöne Lage. Leicht erhaben thront sie über dem See – der Ausblick ist spektakulär. „Das bezahlst du eben mit, Susanne", rede ich mir gut zu. Ich war noch nie hier und bin schon bei der Anreise geflasht von dieser herrlichen Landschaft.

Wenn alles schlimm ist, schaue ich mich hier in der Gegend einfach ein wenig um, denke ich und beruhige mich damit selbst. Ich habe ja ein Auto. Ich kann fliehen, wenn ich es nicht aushalte. Niemand sperrt mich ein. Ich bin nicht angekettet. Es gibt immer einen Weg hinaus. Ich bin tatsächlich ein klein bisschen aufgeregt. Es ist anders, als wenn man in ein gebuchtes Hotel irgendwohin fährt. Auch da weiß man nicht genau, worauf man sich einlässt, aber hier geht es um mehr. Um Gesundheit, um Fasten, und das mit Menschen, die man zuvor noch nie gesehen hat. Fasten, hat immer auch etwas Intimes. Will man da Gesellschaft? Ist man da nicht besser für sich? Fasten ist auch Innenschau, will man dabei beobachtet werden?

Muss an den Roman von T. C. Boyle denken: *Willkommen in Wellville*. Die Geschichte der Upperclass Amerikas, die in einen bizarren Gesundheitstempel pilgert, um dort zu gesunden oder dem Geheimnis des ewigen Lebens auf die Spur zu kommen. Freue mich, den Roman im Gepäck zu haben. Bin gespannt darauf, ihn noch einmal zu lesen. Und neugierig darauf, ob hier eine ähnlich sektiererische Stimmung herrscht.

Die Begrüßung ist freundlich, das Zimmer in Ordnung. Verlaufen werde ich mich hier nicht, aber es hat alles, was man so braucht, und sogar eine kleine Terrasse mit Blick auf den See. Schön.

Sofort werde ich mit den Klinikregeln vertraut gemacht. Ich fühle mich wie 15. Kein Telefonieren mit dem Handy auf dem Gelände der Klinik, nur im Zimmer. Lautlos Nachrichten empfangen und verschicken ist hingegen toleriert. Handygebrauch geduldet, aber insgesamt nicht gern gesehen. Von 13 bis 14 Uhr herrscht Mittagsruhe und abends ab 23 Uhr ist das Gelände zu und man kommt nicht mehr rein. Raus natürlich auch nicht. Aber ich denke, die Clubdichte ist hier sowieso mehr als überschaubar. Es wirkt nicht so, als würde man, was das Nightlife angeht, viel verpassen. Aber das Ulkige ist: Obwohl ich sonst auch eher nicht in Clubs gehe (und das ist schon fast übertrieben!), weckt das Verbot sofort meine Lust darauf.

Natürlich darf hier nicht geraucht werden. Ich bin direkt ordentlich eingeschüchtert und traue mich nicht zu fragen, ob das auch meinen E-Zigaretten-Konsum einschließt. Wer nicht fragt, bekommt auch keine unangenehme Antwort. Also unterdrücke ich die Frage. Sicher ist sicher. Zum Glück lösen E-Zigaretten keine Rauchmelder aus. Ich habe keine Zeit, über meine Abhängigkeit länger nachzudenken, denn es geht weiter mit dem Regelwerk. „Sollten Sie merken, dass Ihr Nachbar raucht und das zieht zu Ihnen rüber, scheuen Sie sich nicht und rufen Sie an", wird mir eindringlich gesagt. Ich antworte schnell: „Eigentlich bin ich keine Petze." Erwarte ein einvernehmliches Lächeln, aber nichts. Stattdessen: „Das kann sehr unangenehm sein! Ach ja!, Und bitte kein Parfüm benutzen, beim Fasten sind Menschen sehr geruchsempfindlich, das könnte andere stören." Ich nicke brav. Man sollte ja nicht schon bei der Ankunft sozial auffällig werden. Ich habe das Gefühl, Fräulein Rottenmeier bei mir zu haben. Die Aufpasserin von Heidi. Oder eine sehr strenge Mutter. Liebevoll, aber deutlich. Nicht unfreundlich. Aber ausgesprochen bestimmt. In mir brodelt es ein ganz kleines bisschen. Ich meine, mal ehrlich, ich bin 55 Jahre alt und mir wird gesagt, ich müsse spätestens um 23 Uhr zu Hause sein? Geht's noch? Zahle ich 4.000 Euro, um mich mal ordentlich maßregeln zu lassen? Ist das ein Teil des Kicks für die reichen Menschen, die hierherkommen? Lassen die sich gern mal was sagen, schon weil sie es sonst sind, die bestimmen, wo es langgeht? „Nicht urteilen, bevor du die Sachlage kennst", ermahne ich mich. Wer weiß, wer hier so ist. Ich schlucke alle kritischen Anmerkungen herunter, denn die Frau, die mir das Regelwerk verkündet, ist insgesamt eine nette Person. Sie macht eben nur klare Ansagen, etwas, was ich normalerweise schätze. Außerdem ist das hier eine Klinik und kein Robinson Club. Natürlich gibt es auch keinen Alkohol. Zum Glück trinke ich keinen. Ein Verzicht weniger.

Trotz allem Verständnis habe ich schon jetzt latent Angst, bei irgendwas Verbotenem erwischt zu werden. Dieses Gefühl wird mich während des gesamten Aufenthalts nicht verlassen. Obwohl ich – bis auf gelegentliches E-Zigaretten-Dampfen in meinem Zimmer – rein gar nichts Verbotenes tue. Es ist ein etwas unsicheres Gefühl, als würde man die Polizei sehen und sofort, trotz aller Unschuld denken, was habe ich bloß verbrochen? Was könnten sie mir vorwerfen? So ein kleines mulmiges Ich-werde-erwischt-Gefühl eben.

Mir wird erklärt, dass ich zwei Entlastungstage vor mir habe und dann mit dem Fasten beginnen kann. Ich habe zu Hause schon entlastet, also verdammt wenig und nur sehr leicht verdauliches und Gesundes gegessen und bitte darum, schon am nächsten Morgen ins Fasten einsteigen zu können. Ich beteure, dass es nicht mein erstes Fasten ist. Ist ja auch die Wahrheit. Das müsse ich morgen mit der Ärztin besprechen, wird mir gesagt. Immerhin, das ist mehr als ich zu hoffen gewagt habe. Das Verrückte: Ist jemand streng, ist man schon über klitzekleine Zugeständnisse glücklich. Insofern eine ziemlich schlaue Taktik.

Am Abend bekomme ich noch eine letzte kleine Henkersmahlzeit und beim Blick auf den Teller bin ich nicht sicher, ob man das Mahlzeit nennen kann. Es handelt sich um vier Stangen Spargel, aber weit und breit keine Sauce hollandaise, kein Kartöffelchen, nicht ein winzig kleines – und von Butter und Schinken wollen wir gar nicht reden. Dafür gibt es Nachtisch. Eine hauchdünne Scheibe Honigmelone und eine Erdbeere. Sie haben richtig gelesen: eine Erdbeere. Halbiert liegt sie auf meinem Teller. Alles hübsch angerichtet, aber insgesamt doch, freundlich ausgedrückt, sehr übersichtlich. Was wirklich nett ist, ich bin nicht allein in meinem Elend. Ich sitze am Tisch mit zwei Frauen, einer jüngeren Rumänin, die neuerdings in Deutschland arbeitet und lebt, sowie einer etwas älteren Frau aus dem Taunus. Ich frage die beiden Frauen, warum sie hier sind. Die ältere will Speck loswerden. Sie ist keine dicke Frau, aber ein paar Reserven sind schon vorhanden. Sie macht allerdings kein reines Heilfasten, sondern eine Form des intermittierenden Fastens: 16:8. 16 Stunden nichts essen, acht Stunden Nahrungsaufnahme.

Mehr als 800 Kalorien bekommt sie in den acht Stunden nicht. Wer sich mit Kalorienzahlen auskennt, weiß, viel ist das nicht. Nur zum Vergleich, eine Currywurst mit Pommes und ein Glas Coca-Cola haben knapp 1.000 Kalorien. Da wäre man schon über dem Tageslimit. Aber so einen Kram gibt es hier natürlich sowieso nicht. „Leicht, gesund, bekömmlich und vegetarisch ist das Essen", erklärt sie mir. Sie sei immer satt gewesen und der morgendliche Verzicht sei ihr leichtgefallen. Es gibt hier also auch Menschen, die durchaus Essen bekommen. Ein Hauch von Neid keimt in mir auf. 800 Kalorien sind besser als nichts. Auch die rumänische Bankerin ist hier, um Gewicht zu verlieren. Dick ist sie nicht, sie sieht ganz normal aus. Nicht dünn, aber normal. Durchschnittlich vom Gewicht her. Sie wird fasten. „Wozu wollen Sie Gewicht verlieren?", bin ich neugierig. Sie habe zu viel Ungesundes gegessen, lange gearbeitet, mit den Kollegen dann irgendein Junkfood bestellt – und damit müsse mal Schluss sein. Und entspannen wolle sie, runterkommen. Für sich sein. Zur Besinnung kommen.

Beide sind nicht zum ersten Mal da. Dann kann es ja so übel nicht sein, freue ich mich. Niemand würde mehrfach so viel Geld ausgeben, wenn er schlechte Erfahrungen gemacht hat. Sehr beruhigend. Beide sind freundlich, aber nach dem Essen geht es aufs Zimmer. Wohin auch sonst? Eine Bar gibt's hier nicht. Noch nicht mal eine Minibar auf dem Zimmer. Wozu auch? Man darf ja eh nichts essen. Jedenfalls nichts außer der Reihe. Beim Fasten gibt's Wasser, Kräutertees sowie ab und an ein wenig Fruchtsaft – und dünne Gemüsesüppchen ohne Stücke selbstverständlich. Überschaubar. Obwohl ich weiß, dass der Spargel, der winzige Streifen Honigmelone und die eine – auch noch kleine – Erdbeere für die nächsten zwölf Tage meine letzte Mahlzeit waren, schlafe ich schnell ein. Ich kenne das Fasten und auf eine verrückte Art mag ich es inzwischen und freue mich sogar drauf. Ich, die Essen so sehr liebt. Da hat sich wirklich einiges verändert.

Ich schlafe wunderbar, mir kann ja auch definitiv nichts schwer im Magen liegen. So hat im Leben alles seine Vorteile.

Euphorisch gehe ich am nächsten Morgen zum obligatorischen Morgen-Check-up bei einer Krankenschwester. Blutdruck messen, Befindlichkeit mitteilen und dann folgt der Gang auf die Waage. Egal was man wiegt, egal wie dick oder dünn man ist, der Gang auf die Waage ist etwas sehr Privates. Niemand sagt irre gern in der Öffentlichkeit, was er oder sie wiegt. Die, an denen ein bisschen mehr dran ist, schon gar nicht. Man hat immer das Gefühl, man müsse sich für sein Gewicht rechtfertigen. Oder irgendeine verdammte Ausrede wie schwere Knochen, die Gene, viel Muskulatur oder was auch immer erfinden. Dabei hat jeder da draußen das Recht zu wiegen, was immer er oder sie möchte. Aber seit das Körpergewicht so viel mehr ist als nur eine Zahl, sogar ein vermeintlicher Indikator für Disziplin und Status, machen sich alle einen wahnsinnigen Kopf. Und selbst Menschen, die kaum ihren Nachnamen fehlerfrei buchstabieren können, erdreisten sich, sich über Dicke lustig zu machen. Klar ist Schlanksein im Zweifelsfall erheblich gesünder, aber nichtsdestotrotz ist Lieblosigkeit und Dickenbashing absolut verachtenswert. Es ist leicht und niederträchtig zugleich. Dicke wissen zumeist, dass sie dick sind. Niemand muss es ihnen sagen. Sie haben Spiegel – und vor allem ist es ihr Körper. Ihre Entscheidung. Die wenigsten sind irre froh darüber, dick zu sein. Aber nicht alle hadern damit. Wenn überhaupt jemand mit dicken Menschen über ihr Aussehen oder ihr Gewicht reden sollte, dann sind das Ärzte oder vielleicht noch Angehörige, die sich sorgen.

Aber für alle anderen gilt: Körperformen anderer Menschen gehen uns nichts an. Das muss man sich immer mal wieder in aller Deutlichkeit sagen. So wie man selbst unqualifizierte und übergriffige Kommentare hasst, so tun sie es auch. Und ungefragt etwas zum Körpergewicht anderer zu sagen ist definitiv übergriffig. Egal in welche Richtung. Dass man als Angehöriger oder enger Freund im Vieraugengespräch mal eine Sorge äußert, ist eine andere Sache. Vielleicht sogar manchmal sinnvoll. Aber überhebliches Lästern ist mies, taktlos und nicht angebracht.

Ich bin seit einigen Jahren relativ schlank (mit Schwankungen bis zu fünf Kilo), zumeist also ziemlich normalgewichtig, und fühle mich wohl so. Ich schaffe es, das Gewicht ungefähr zu halten, und das reicht mir. Natürlich könnte ich dünner sein. Aber der Aufwand, weniger zu wiegen, ist mir das Ergebnis nicht wert. Ich mag es, wenn Aufwand und Ertrag in einem guten Verhältnis zueinander stehen. Ich will gern auch ordentlich und entspannt essen – und nicht ständig panisch auf die Kalorien schielen. Gewichtshysterie ist nervig und versaut einem schnell das Leben. Für mich ein zu hoher Preis. Essen ist im besten Fall Genuss und gehört zum Leben dazu. Ohne Essen kann man dauerhaft nicht existieren, also muss man einen Weg finden, mit dem „Suchtstoff" zurechtzukommen. Ich versuche, lockerer mit dem Thema umzugehen, und mit den Jahren fällt es mir etwas leichter. Ob ich damit jemals vollkommen entspannt sein werde, weiß ich allerdings nicht. Es hat sich in meinem Kopf eingenistet. Seit ich regelmäßig faste, habe ich immerhin einmal im Jahr ein gutes Regulativ. Man bleibt durchs Fasten zumindest auf dem gleichen Niveau. Speckt genau die Kilos wieder ab, die man sich im Laufe eines Jahres draufgefuttert hat. Steckt also nicht in einer immerwährenden Aufwärtsspirale fest. Für mich ein perfekter Nebeneffekt. So kann ich mich nicht mehr in ungeahnte Höhen schaukeln. Habe eine automatische Bremse. Vor allem halte ich mein Rheuma damit in Schach. Sobald es mich irgendwo heftiger zwickt, weiß ich, es ist Zeit fürs Fasten.

Jetzt muss ich auf die Waage und denke, die Krankenschwester hat sicher schon anderes gesehen, was soll's. Wahrscheinlich ist es ihr sowieso komplett egal, was ich wiege. Sie macht das tagtäglich. Es ist einzig und allein mein Problem, nicht ihres. Zur Sicherheit habe ich unter dem kuscheligen Klinikbademantel nur einen Bikini an. Angezogen würde ich niemals auf eine Waage steigen, außer man zwingt mich dazu. Ich weiß selbstverständlich, dass es hochgradig kindisch ist, sich von einer schnöden Kiloangabe terrorisieren zu lassen, kann aber nicht anders. Bestimmte Verhaltensmuster bekommt man einfach nicht aus dem Kopf, auch wenn man weiß, wie albern sie sind.

Die Waage ist leider auch relativ streng, die Schwester aber super-freundlich und liebenswürdig. Sie notiert das Gewicht (72,5 Kilo) und den Blutdruck, beides normal. Uff. Natürlich habe ich das geahnt, trotzdem bleibt immer eine leichte, lächerliche Angst, dass der Blutdruck – schon weil ihn jemand misst – abgeht wie Schmidts Katze. Oder dass eine fremde Waage ganz andere Angaben macht. Sehr viel unfreundlicher ist als die heimische.

Jetzt muss ich nur noch zu einer Ärztin und wenn die ihr Okay gibt, darf ich mit dem Fasten anfangen. Es ist nur ein kurzes Erstgespräch, ich erzähle von meinem Rheuma und meinen Fastenerfahrungen. Ich habe Glück, ich kann sie überzeugen, und sie erlaubt den direkten Einstieg ins Fasten. Fühle mich, als hätte ich einen riesigen Sieg errungen.

Jeder, der hier „urlaubt", steht unter ärztlicher Kontrolle. Niemand kommt um den Check-up herum. Zwei Arztbesuche und eine Blutuntersuchung sind in den Kosten inkludiert. Außerdem bekommt man einen Gutschein für zwei bis drei Extrabehandlungen. Immerhin. Die Kasse übernimmt die Kosten nämlich nur in Ausnahmefällen. Was soll's? Ich sehe es als Luxusaufenthalt mit hohem Gesundheitswert. Als sprichwörtliche Investition fürs Leben. In mein Leben. In meine Lebensgeister. Andere kaufen sich für das Geld eine Handtasche, denke ich mir. Oder leisten sich einen Cluburlaub in der Hochsaison. Allerdings gibt es auch Menschen, die drei oder mehr Monate von diesem Geld leben müssen. Das macht mir ein schlechtes Gewissen. Nutzt nichts, bezahlt habe ich schon. Das muss man direkt beim Einchecken. Das Geld ist weg – und ich bin hier. Jetzt gilt es, das Beste daraus zu machen.

Mit der Erlaubnis der Ärztin gehe ich zurück zur Krankenschwester. Nun darf sie mir das Glaubersalz kredenzen. Den obligatorischen Einstieg ins Fasten. „Ich weiß nicht, ob ich das trinken kann!", gestehe ich. Beim heimischen Fasten habe ich immer ein leichteres und angenehmeres Salz zum Abführen benutzt. Nachdem ich neulich (altersadäquat) bei einer Darmspiegelung war (Gehen Sie hin! Es ist wichtig und die Kasse zahlt es!), ist meine Abführphobie noch gestiegen. Da musste ich ganze drei Liter wirklich ekelhafter Flüssigkeit wegtrinken. Den ersten habe ich geschafft, beim Rest war mein Würgereiz stärker. Die Krankenschwester ist lieb: „Sie probieren es und wenn es nicht geht, finden wir andere Methoden, Ihren Darm zu entleeren." Ich bin erleichtert. Allein die Option zu haben, etwas nicht zu müssen, kann sehr beruhigend sein. Aber: Es geht. Es ist nur ein Glas mit Glaubersalz und danach gibt es ein bisschen Saft, um den Geschmack aus dem Mund zu bekommen. Absolut erträglich und ohne ins Detail zu gehen sehr, sehr wirkungsvoll. Viel passiert an meinem ersten Fastentag nicht mehr. Es gibt eben auch wenig Aktivitäten, bei denen man ständig ein Klo in Sichtweite hat. Und das sollte man nach der Glaubersalzeinnahme.

Zum Fußballgucken raffe ich mich dann aber auf, immerhin starten die Deutschen heute im Auftaktspiel gegen Mexiko. Ich hoffe, glaubersalzmäßig inzwischen das Gröbste überstanden zu haben. Etwa 15 Deutsche haben sich vor dem Fernseher in einem Raum der Klinik versammelt. Zum Glück sehr nah an meinem Zimmer, falls doch noch eine Glaubersalz-Spätfolge eintreten sollte. Ich komme einen Tick zu spät und verpasse den Anpfiff. Irgendwie ist die Stimmung reichlich gedämpft. Fast so, als wüssten alle schon, wie das Ganze enden wird. Liegt die mäßige Stimmung am fehlenden Alkohol? Keine Fan-Shirts, keine Fähnchen, keine Chips, kein Grillgut. Wasser und Kräutertee scheinen die gute Laune definitiv etwas zu bremsen. Keine lauten Aufschreie, keine Anfeuerungsrufe, es ist still wie auf einer Trauerfeier. Hoffentlich ist das kein Zeichen für die kommenden zwölf Tage! Ich mustere meine Mitfaster so unauffällig wie möglich. Erstaunlich gemischt. Ich hatte damit gerechnet, dass es eher ältere Moppel-Frauen sind, die einen solchen Aufenthalt buchen. Aber hier sitzen jede Menge Männer. Und dick ist hier beileibe auch nicht jeder. Es sieht eher aus wie ein relativ normaler Bevölkerungsquerschnitt. Warum sind die bloß alle hier?

Zeit, um diese Fragen zu klären, gibt es am frühen Morgen. Am sehr frühen Morgen. Da wird gewandert. Jedenfalls im Sommer. Um Punkt sechs Uhr. Wer um sechs Uhr nicht im Bus sitzt, hat Pech gehabt und muss auf die Gruppenwanderung verzichten. Hier sind sie pünktlich. Auf die Minute.

Im Herbst wandern sie am Nachmittag, aber im Sommer sei es mittags einfach zu heiß. Ich bin so gar nicht der „frühe Vogel fängt den Wurm"-Typ, trotzdem stelle ich meinen Wecker heroisch auf 5.20 Uhr. Und bin überrascht, dass es tatsächlich schon fast hell ist. Ich quäle mich aus dem Bett, mir ist ein wenig schwindelig, was aber vergeht, als ich ein paar Sekunden stehe. Normal, wenn der Körper seinen Blutdruck runterfährt. Ich weiß das inzwischen und es beunruhigt mich nicht. Ich trinke ein wenig Wasser, Frühstück gibt es ja eh nicht. Immerhin Zeit gespart. Pünktlich um kurz vor sechs besteige ich den Bus. Es hat was von Klassenausflug. Nur dass ich meine „Mitschüler" nicht kenne. Oder noch nicht kenne. Drei Wanderführer, drei Gruppen: A, B und C. C ist für die Gemütlichen, eher Richtung Spaziergang, B für die Mittelschnellen und A ist die Gruppe für die flotten Wanderer. In einer kleinen Ansprache erläutert ein Wanderführer die Strecke und die verschiedenen Optionen. Man fragt mich, die Neue, in welche Gruppe ich mich einordnen würde. „Ich bin Läuferin, ich denke, ich schaffe es in Gruppe A", erkläre ich ambitioniert. Ich bin und bleibe halt ein Ehrgeizling. Eine Streberin. „Wollen Sie nicht lieber erst mal in B beginnen?", will der Wanderführer wissen. Will ich nicht. „Ob ich schon faste?", fragt er mich. Ich nicke. „Trotzdem A?" Ich nicke wieder.

Im Bus habe ich ausgiebig Zeit, meine Mitwanderer zu begucken. Die ein oder anderen sind wirklich ziemlich kräftig, so wie ich mir hier eigentlich die Mehrzahl vorgestellt habe. Aber ansonsten sieht das hier nach einem Querschnitt der Bevölkerung aus. Weniger Junge als Alte, aber etwa genauso viele Männer wie Frauen. Auch das: eine Überraschung für mich. Ich hätte damit gerechnet, sehr viel mehr Frauen anzutreffen. Ich sitze neben einer Amerikanerin, die ich nicht mal grob schätzen kann. Sie könnte 38 sein, Mitte 40 oder vielleicht auch schon 50. Ich habe nicht den blassesten Schimmer. Sie ist auf eine seltsam verstörende Art alterslos. Sie kommt, wie sie mir erzählt, aus Pennsylvania, einem Staat an der Westküste nahe New York. Sie sieht aus wie eine kleine, sehr zarte Klischee-Barbie. Auffallend hübsch, aber ziemlich künstlich. Schon morgens um sechs hat sie ihre Lippen mit einem pinken Lipliner umrandet und ausreichend Lippenstift für eine ganze Mädchenklasse aufgetragen. Alles pink. Dazu ein rosa Sweatshirt und schon jetzt, am frühen Morgen, eine Sonnenbrille. Sie ist sehr freundlich und wir kommen schnell ins Gespräch. Innerhalb der Viertelstunde, die wir im Bus verbringen, zeigt sie mir ihre gesamte Familie auf dem Smartphone. Ihren Mann, der aussieht wie 40, aber 60 Jahre alt ist, und ihre drei Kinder. Auch die sind schon eine Weile aus dem Gröbsten raus, also kann sie nicht 38 Jahre alt sein, außer sie hätte schon in Teenagerjahren mit dem Nachwuchs begonnen. „Aber warum sind Sie hier?", will ich wissen. Warum diese irre weite Anreise? Abnehmen kann ja der Grund nicht sein. Sie grinst. Sie habe Schmerzen in der Hüfte und es gehe ihr nicht gut. Außerdem wiege sie zwei Kilo mehr als in ihrer besten Zeit und die sollen weg. Ich überlege den Rest der Fahrt, wo diese zwei Extrakilos an diesem schmalen Persönchen sitzen. Sie wiege 47 und 45 sei ihr normales Gewicht und da wolle sie unbedingt wieder hin. 47 Kilo! Allein die Zahl! Ist das nicht eher ein Gewicht für Kinder?

„Wann habe ich zuletzt 47 Kilo gewogen?", frage ich mich – und kann mich nicht erinnern. Eins ist sicher: Es ist sehr, sehr lange her. „Sie ist sehr viel kleiner als du", tröste ich mich. Und mal ehrlich: Ist 47 ein Gewicht für eine ausgewachsene Frau? Irgendwie nicht. Aber das Gewicht allein ist es bei ihr nicht. Die Hüftschmerzen. Sie habe Angst, Rheuma zu haben, und wolle sich hier mal richtig durchchecken lassen. Außerdem habe sie Stress mit ihrem Mann. In ihren Ohren blitzen riesige Diamanten. Richtig fette Steine, mit Sicherheit echt. Sie kann im Wald mit diesen Glitzersteinen im Ohr keinesfalls verlorengehen. Sie wird aus jedem Dickicht herausblitzen. Bevor ich mehr erfahren kann, sind wir am Wanderausgangspunkt und es geht los. „See you later!", sagt sie freundlich, winkt und verabschiedet sich in Gruppe B. Eine sehr nette Frau, die ich sonst garantiert niemals kennengelernt hätte. Wenn man sie sieht, denkt man ein wenig despektierlich „Tussi" und die Tussi entpuppt sich im Gespräch als unglaublich freundliche Frau. Man sollte sich nicht von ersten Eindrücken leiten lassen. Seine Vorurteile mal überdenken. Offen sein. Jedem eine Chance geben.

Ein schöner Tagesanfang. Hier sind also nette Menschen. Welch ein Glück. Ich werde in meinen knapp 14 Tagen nicht vereinsamen. So ist es letztlich doch überall, denke ich. Es gibt immer nette Menschen. Man muss nur mal genau hinschauen. Der Gedanke hat etwas sehr Tröstliches.

Die Wandergruppe A sammelt sich. Ob wir alle was zu trinken mithaben, erkundigt sich unser Wanderführer. Ja – alle nicken und deuten auf ihr Lebenselixier, die Wasserflaschen. Los geht's. Kurz habe ich Schiss, zu überheblich mit meiner Selbsteingruppierung gewesen zu sein, aber zum Glück entpuppt sich das als Quatsch. Es ist gut machbar. Es ist strammes Walken. Zügig, kein Getrödel, aber auch kein Gerenne. Ich überlege, warum es mir wichtig war, in Gruppe A mitzulaufen. Warum nur kann ich meinen Ehrgeiz nicht zügeln? Nicht mal bei so etwas Unwichtigem wie einer Wandergruppe in einer Fastenklinik? Hat irgendwie was Unsympathisches. Sich selbst das einzugestehen ist komisch und nicht angenehm. Aber Einsicht ist bekanntlich ja der erste Schritt ...

Wir laufen gut 6,2 Kilometer in der Stunde. Gesprochen wird nicht viel. Wir marschieren nebeneinander und hintereinander her. Zeit in die herrliche Landschaft zu gucken und die Mitwanderer anzuschauen. Da ist der auch sehr schmale (was machen dieses Menschen bloß hier?) Mann in den 70ern. Aus dem Taunus wie ich auch. Er mache das seit Jahren. Komme regelmäßig hier in die Klinik. Er fordere seinen Körper. Später werde ich ihn in jedem Sportkurs, den ich besuche, auch sehen. Er ist immer da, wenn Sport getrieben wird. Ein zäher, wahnsinnig ambitionierter Kerl. Aber diese unglaublich dünnen Beine. Kann man so jemanden noch fasten lassen? Ist das nicht schon Untergewicht? Wird das hier gecheckt? Muss man manche Menschen nicht vor sich selbst schützen? Ich werde nachfragen, denke ich. Neben mir läuft ein Luxemburger. Ein Mann, vielleicht Anfang 60, bewaffnet mit seinen eigenen Nordic-Walking-Stöcken, der ein enormes Tempo vorlegt. Ich gebe alles, um mitzuhalten, und versuche, ein Gespräch in Gang zu bekommen. Er war schon viele Male hier. Um ein paar Kilo zu verlieren und um sich ausgiebig um sich und seine Gesundheit zu kümmern. Im Alltag bleibe da selten Zeit. In Plauderlaune ist er nicht wirklich. Er ist freundlich, aber doch distanziert. Die Kommunikation eher einseitig. Ich frage, er antwortet. Es kommen keine Rückfragen. Auch gut.

Sehr viel aufgeschlossener ist eine Israelin, sie lebt in Tel Aviv und sieht megafit aus. Schlank, durchtrainiert und flott zu Fuß. Ursprünglich kommt sie aus New York. Hauptsächlich wegen ihres Mannes sei sie hier. Um ihn zu begleiten. „Ohne mich macht der das nicht", lacht sie. „Er muss Gewicht verlieren! Und mal nicht arbeiten! Mir schadet es auch nicht." Sie habe zu Hause einen Personal Trainer und jogge regelmäßig. Was für eine energiegeladene Frau. Sie ist etwa Mitte 60 und erzählt mir viel von Tel Aviv, einer Stadt, die ich seit Jahren gern kennenlernen will. „Misery makes company!", erklärt sie mir. Das gleiche Schicksal, der Verzicht verbinde die Menschen hier. Über Nationen und Religionen hinweg.

Erstaunlich in meiner Wandergruppe: Vorne laufen eher die älteren Leute. Hinten schnauft eine junge Libanesin, mit der ich mich auf dem Weg zurück zum Hotel im Bus unterhalte. Während der gesamten Wanderung hatte sie ihr Handy in der Hand. Fast so, als hätte sie Angst, den Kontakt zu ihrer Welt während einer einstündigen Wanderung zu verlieren. Sie ist ziemlich mopsig und erst 26 Jahre alt. „Ist das nicht saulangweilig für Sie hier?", frage ich. Sollten junge Leute in dem Alter nicht mit dem Rucksack die Welt erkunden? Gemeinsam mit Gleichaltrigen in Hostels abhängen? Auf Festivals chillen? Was macht eine 26-Jährige in einer sündhaft teuren Kurklinik? Sie blickt von ihrem Handy auf. „Nein", meint sie, „ich langweile mich nicht." Ich kann es nicht wirklich glauben, bleibe aber neugierig. Sie müsse eben dringend abnehmen und sie sei schon einen Monat in einem Bootcamp in London gewesen. Sport den ganzen Tag und sehr wenig Essen. Zehn Kilo habe sie verloren. Jetzt sollen noch mal zehn Kilo die Flatter machen. Amüsiert wirkt sie nicht, als wir über das Bootcamp reden. „Es war sehr hart!", sagt sie. „Warum kommt man dafür aus dem Libanon angeflogen, ist das nicht ein wenig aufwändig?", erkundige ich mich vorsichtig. Mir kommt es vor wie totaler Irrsinn. Quer durch die Welt zu fliegen, einen Haufen Geld zu bezahlen und alles nur um ein paar Kilo schlanker zu sein. Sie zuckt mit den Achseln. In meinem Kopf geht es rund. Ich bastele mir Geschichten zusammen. Vielleicht soll sie auf den Heiratsmarkt und muss dafür in shape gebracht werden? Oder für eine Hochzeit in ein bestimmtes Kleid passen? Ich traue mich nicht zu fragen. Wer bezahlt für so etwas? Allein ein einmonatiges Bootcamp in London hat sicherlich Tausende von Pfund gekostet. Und dann der Aufenthalt hier. Mindestens noch mal 10.000 Euro. In Worten: zehntausend! Für eine 26-Jährige, die vielleicht 20 Kilo zu viel auf den Rippen hat. Ist das Wahnsinn? Einfach nur dekadent oder eine sinnvolle Maßnahme? Welche Eltern sind bereit, solche Summen zu investieren? Wer hat so viel Geld übrig, nur damit der Nachwuchs abspeckt? Oder ist sie in ihrem Alter schon so wohlhabend, dass sie das selbst löhnen kann? Vielleicht hat sie geerbt?

So etwas für meine Kinder zu bezahlen würde mir jedenfalls im Traum nicht einfallen. 20 Kilo kann man auch mit gesunder Ernährung und Sport schaffen. Wenn man denn unbedingt will. Natürlich würde ich meine Kinder, falls es ihr Wunsch wäre, unterstützen, aber sie für zwei Monate irgendwo kasernieren sicherlich nicht. Schon gar nicht für diese Summen.

Sie hat etwas Trotziges. Wie jemand, der die ganze Sache halt über sich ergehen lässt. Nach Spaß sieht sie nicht aus. Eher nach jemandem, der eine Zwangsmaßnahme absolviert, weil er keine Wahl hat. Vielleicht interpretiere ich auch zu viel hinein. Aber insgesamt kann ich mir nicht vorstellen, dass ihr Aufenthalt eine freie Entscheidung war. Glücklich sieht sie nicht aus. Nach Fastenhoch auch nicht.

Auch ich warte noch aufs viel gepriesene Hoch. Daheim, bei meinen Fastenversuchen, habe ich immer nach drei bis fünf Tagen ein gewisses High verspürt. Hatte Aufräumschübe und ein Gefühl, als könne ich schweben. Mental und körperlich. Habe mich unglaublich leicht gefühlt. In jeder Hinsicht. Bisher ist hier noch nichts davon zu bemerken. Fast habe ich das Gefühl, ich bin zu beschäftigt dafür. Die Tage sind durchgetaktet. Nach dem Wandern geht's zurück zur Klinik und dann warten zahlreiche Optionen.

Vorher allerdings geht's zum täglichen Check-up. Blutdruck messen, Gewicht überprüfen und klären, ob man den Leberwickel will und wann es mit dem Einlauf passt. Der Einlauf ist ein großes Thema beim Fasten. Immer wieder. „Viele Amerikaner wollen den gar nicht!", berichtet mir eine Krankenschwester. „Weil sie so prüde sind?", frage ich zurück. „Wahrscheinlich", antwortet sie. Auch ich finde den Gedanken, dass mir eine fremde Person – eine der Schwestern – einen Einlauf verpasst, befremdlich. Irgendwie peinlich. Einerseits. Andererseits machen die das hier andauernd und haben sicherlich schon den ein oder anderen Hintern zu Gesicht bekommen. Man sollte seinen eigenen nicht für zu wichtig halten. „Horrorvorstellung", hat mir eine Freundin gesagt, „der Gedanke, dass einem eine fremde Person einen Schlauch in den Po schiebt!"

Es ist sehr viel weniger peinlich, als ich angenommen habe. Es hat etwas absolut Selbstverständliches. Und Klinisches. „Du hast auch bei den Geburten der Kinder einen Einlauf bekommen", rede ich mir gut zu. Du hast dir selbst schon oft genug beim heimischen Fasten einen verpasst. Würde mich trotzdem am liebsten entschuldigen und biete an, das hier eben selbst zu erledigen. „Dafür sind wir auch da!", beruhigt mich die Krankenschwester. Zum Glück geht es schnell. Man bekommt eine ordentliche Ladung Wasser über den Einlauf in den Darm geschleust. Sehr viel mehr, als man zu Hause in den schon vorbereiteten Einläufen aus der Apotheke an Flüssigkeit hat. Ohne allzu sehr ins Details zu gehen: Selbst in einem ordentlich durch Glaubersalz gereinigten Darm befinden sich noch genug Reste. Man ist erstaunt, was ein Darm alles so von sich gibt, selbst wenn man eine längere Fastenzeit hinter sich hat. Einlauf gibt es hier jeden zweiten Tag. Danach sollte man ein bisschen Zeit im Zimmer einplanen.

Langeweile muss man in der Klinik nicht haben. Es gibt unglaublich viele Möglichkeiten, sich zu beschäftigen: Autogenes Training, Yoga, Meditation, Stretching und jede Art von Fitnesstraining. Nicht einfach, Menschen die auf sehr unterschiedlichen Fitnessleveln zu Hause sind, gemeinsam zu trainieren. Die Kurse sind gut besucht. Jeder müht sich in seinem Rahmen. Die Trainer bieten unterschiedliche Varianten an, um alle mitzunehmen. Wegen des vielfältigen Angebots kann man auch einfach mal Dinge ausprobieren, die man vielleicht sonst noch nie in Betracht gezogen hat.

Bei aller Aktivität, die hier für wichtig gehalten wird, die zweite tragende Säule ist die Ruhe. Die Mittagszeit – im Alltag selbst im Siestaland Spanien inzwischen leider fast vergessen – wird hier hochgehalten. Ich bin kein Mittagsschläfchentyp. In meinem Leben hat der Mittagsschlaf keinen Platz. Eigentlich ein bisschen schade. Meine Mutter schläft fast jeden Mittag. Zwischen 13 und 15 Uhr darf man, außer in ganz dringenden Fällen, nicht stören. Hier füge ich mich den Regeln. Nach dem „Mittagessen", wahlweise ein kleines Glas frisch gepresster Saft oder ein Süppchen, das den Namen nicht wirklich verdient. Zumeist so dünn, dass man auf den Tellerboden schauen kann. Man ahnt, es ist wohl ein Gemüse durchs Wasser geschwommen, und anhand der Farbe erkennt man auch ungefähr, worum es sich handeln könnte. Immerhin gibt's immer mal ein anderes Süppchen. Mal Tomate (mein Favorit), mal Spargel und mal gemischtes

Gemüse. Auch Zucchini und Spinat stehen auf dem Plan. Ich entscheide mich zumeist für die Suppe und damit gegen den Saft. Beides darf man nicht.

Mein Körper verlangt eher nach etwas Herzhaftem. Am meisten fehlt mir eine schöne Scheibe Brot dazu. Suppe ist in meinem Kopf verknüpft mit Brot. Hätte ich die Wahl, wäre mir eine dicke Scheibe Bauernbrot mit Butter und Schnittlauch das Liebste. Gern Salzbutter. Aber Brot ist im Süppchenraum, dem Speiseraum der Fastenden (die Menschen, die Nahrung bekommen, werden separat verköstigt), nicht vorgesehen. Dafür kann man jederzeit Tee haben. Nicht schwarz, nicht grün, ohne Zucker und ohne Milch. Kräutertee eben. Aber der schmeckt erstaunlich gut. Auch frische Minze gibt's auf Nachfrage, Minze, die ich mir mit heißem Wasser aufgieße. Was für ein Luxus! Man wird für jedes Zusatzgimmick dankbar. Nicht zu vergessen der Teelöffel Kräuter, den man je nach Gusto aufs Süppchen bekommt. Die Fasten- und Buchingerprofis kommen eher spät zum Essen. Dann ist der große Süppchenspender fast leer und die Suppe einen Hauch dicker. Clever.

Fast alle hier sind Wiederholungstäter. Ich sitze beim Süppchenessen neben einem sehr agilen älteren Herrn, der schon zum 44. Mal hier ist. Einmal im Jahr komme er, immer für drei Wochen. Er könnte sofort als Werbemodel für die Klinik auftreten. Er ist schlank, fit und richtig agil. Der über 80-Jährige ist selten ohne eine Auswahl internationaler Tageszeitungen unter dem Arm anzutreffen. Schwärmt vom Fasten nach Buchinger. So halte er sich frisch im Kopf. Und schlank. Er liest viel, erzählt mir von seinem aufregenden Leben und bei seinem Anblick will man sofort auch jährlich kommen. Selbst wenn nur ein Teil seines Zustandes vom Fasten herrührt. Er geht aufrecht und ist neugierig, spricht vier Sprachen fließend und eignet sich als perfektes älteres Rolemodel. Ich will sein Jung-bleib-Geheimnis wissen und frage ihn, was er für entscheidend hält. Seine Antwort: „Man muss sich mit jungen Menschen umgeben. Das hält jung." Wieder was gelernt. Vielleicht ist Heidi Klums Partnerwahl in Wirklichkeit nur eine ausgesprochen raffinierte Gesundheitsmaßnahme? Werden all die älteren Kerle, die sich junge Frauen in der zweiten oder dritten Runde anlachen, von völlig anderen Motiven angetrieben, als ich bisher angenommen habe? Seine Lebensgefährtin ist allerdings nicht Jahrzehnte jünger als er. Aber sie leben in getrennten Wohnungen. Seit Ewigkeiten. „Man bleibt neugieriger aufeinander!", sagt er. Vielleicht auch ein Geheimnis. Er ist unglaublich offen und sehr gesprächig. Ein toller Typ. Mit ihm zu reden ist Erkenntnisgewinn pur. Ich genieße es.

Nach dieser erhellenden Unterhaltung geht's aufs Zimmer zu einem weiteren Highlight des Buchinger-Tages: Jetzt kommt der Leberwickel. Ein heißes Handtuch wird auf die Leber gelegt, dann kommt eine Wärmflasche drauf und das Ganze wird stramm eingewickelt. Die Wärme tut gut. Ist angenehm. Angeblich hilft das der Leber beim Entgiften, unterstützt also die positiven Wirkungen des Fastens. Jetzt folgt die angekündigte Mittagspause. All die Wärme auf dem Bauch führt bei mir dazu, dass ich tatsächlich einschlafe. Ich döse ein Stündchen und hoffe, dass meine Leber zwischenzeitlich das tut, was der Wickel will.

Der nächste Programmpunkt ist ein Tee, der von einer Krankenschwester aufs Zimmer gebracht wird. Mein Lieblingstee ist der Apfelschalentee der Klinik. Ich lege mich raus auf meine kleine Terrasse und genieße den fruchtigen Geschmack. Schon seltsam: Wie schnell man dazu kommt, einen Apfelschalentee als Genuss zu bezeichnen! Wer nichts bekommt, wird für wenig dankbar. Natürlich sagt mein Kopf, dass ein klitzekleines Stückchen Kuchen dazu auch eine feine Sache wäre. Marmorkuchen. Oder schlichter Apfelkuchen. Ein paar Kekse. Oder auch nur ein winziges Scheibchen Knäckebrot. Irgendwas zu kauen wäre fantastisch. Ein paar Nüsschen. In meinem Kopf tauchen Lebensmittel auf. Aber nur relativ kurz. Sie sind hier keine Option. Es gibt hier nichts. Das wäre zu Hause definitiv anders. Selbst wenn ich beim Fasten den Kühlschrank vorab leere, mein Keller hat große, sehr große Vorratsregale. Hier habe ich keine Vorräte. Aber ich weiß, dass in meiner Handtasche noch eine Packung Bonbons mit Holundergeschmack liegt. Nur ein Bonbon lutschen. Am Ende genüsslich zerbeißen. Allein der Gedanke an das leichte Knacken lässt mir das Wasser im Mund zusammenlaufen. An einem Ricola-Drop wird das alles wohl nicht scheitern. Ist es ja bei meinem heimischen Ausrutscher auch nicht. Niemand wird es merken. Ich höre die Bonbons nach mir rufen: „Iss mich. Nimm mich. Hol mich hier raus." „Es sind zuckerfreie", sagt meine unvernünftige Stimme, „die haben so gut wie keine Kalorien." „Trotzdem, Süßstoff ist drin", antwortet die Einsicht, „und der ist verboten beim Fasten." Nur eines? Ein einziges? Ich rutsche auf meiner Sonnenliege hin und her. Wie der Gedanke an ein winziges Holunderbonbon einen in Versuchung führen kann, ist verrückt. Ich esse es nicht. Und fühle mich heroisch. Ich habe widerstanden. Alles irgendwie lächerlich.

„Wie geht es anderen mit der Versuchung?", will ich von der Krankenschwester wissen. „Wird viel beschissen hier?" Am Ende bescheißt man sich ja vor allem selbst, ist die Quintessenz ihrer Antwort. „Aber ja, manchmal wundert man sich, wenn ein Patient oder eine Patientin einfach nicht abnimmt und man beim morgendlichen Check-up denkt, das gibt es doch gar nicht … Und dann findet man im Zimmer Berge von Schokopapier im Mülleimer. Man ist ja nicht eingesperrt, kann jederzeit in den Ort laufen und sich was kaufen oder irgendwo was essen. Es ist ein gewisser Aufwand sich Nahrung zu beschaffen, aber natürlich machbar." „Und was passiert dann?", will ich wissen. „Muss man auf die stille Treppe oder wird man öffentlich im Suppenraum ausgeschimpft, sozusagen an den Pranger gestellt? Muss man zur Klinikleitung?" „Ganz so drastisch sind die Konsequenzen nicht, aber der Arzt wird es natürlich ansprechen", klärt sie mich auf. Mit anderen Worten: Sie verraten es. Unschön gesagt: Sie petzen. Beschließe sofort im Fall der Fälle, sollte ich den Drops irgendwann nicht widerstehen können, die leere Packung keinesfalls in den Zimmermüll zu werfen. Schon doof: erst Schokolade zu essen und dann das Papier in den offenen Mülleimer im Zimmer zu werfen. Bescheißen ist das eine, aber sich dabei erwischen zu lassen das andere. Aber wer rechnet schon mit Mülleimerkontrollen.

Man wird schnell ein bisschen kindisch beim betreuten Fasten. Obwohl ich noch nicht „gesündigt" habe, bleibt die latente Angst vor dem Erwischtwerden. Ich benutze meine E-Zigarette im Zimmer. E-Zigaretten-Benutzer nennen das E-Zigaretten-Rauchen nicht rauchen, sondern dampfen, eben weil im Unterschied zum Rauchen nichts verbrennt. Das erspart der Lunge immerhin Teer und zahlreiche Zusatzstoffe. Und der Dampf, wenn man ihn nicht direkt in Richtung Rauchmelder bläst, löst eben auch keinen Alarm aus. Keine Frage: Gesund ist das Dampfen mit Sicherheit auch nicht, aber ich muss gestehen, dass ich aufs Nikotin schwer verzichten kann. Scheint meine Droge zu sein. Alkohol interessiert mich nicht besonders, aber Nikotin tut es. Ich war starke Raucherin und seit fünf Jahren bin ich weg von den „normalen" Zigaretten. Auch Nikotin ist nicht gesund, ich weiß das. Aber laut Studien ist E-Zigaretten-Dampfen immerhin weniger ungesund als Rauchen. Trotzdem: Ich sollte es lassen und weiß das. Hier dampfe ich sehr viel weniger als sonst. Es geht also. Allein das ist ein Erkenntnisgewinn. Man muss nicht auf Schritt und Tritt Nikotin parat haben. Hier bleibt nur dampfen im Zimmer, immer verbunden mit reichlich schlechtem Gewissen. Die Krankenschwestern könnten jederzeit – nach einmaligem Klopfen – im Zimmer stehen. Verdammt schnell sind die. Ich bin deshalb auf der Hut. Beschließe, die kleinen leeren Liquid-Fläschchen (das ist sind die Behälter mit der Flüssigkeit, die man in die E-Zigarette füllt) auf keinen Fall in die Mülltonne zu werfen. Ich sammle sie in meinem Koffer und hoffe, dass der von Kontrollblicken verschont bleibt. Habe schon einen leicht manischen Verfolgungswahn. Ich sollte es hier einfach ganz lassen. Aber der Gedanke, nicht zu essen und nicht mal meine E-Zigarette zu haben, geht mir zu weit. Macht mir richtiggehend Angst. Damit aufhören könnte ein nächster Schritt sein. Aber eins nach dem anderen.

Viele hier in der Klinik hören parallel zum Essensentzug auch noch mit dem Rauchen auf. Während sie fasten. Sehen das Fasten als Totalreinigung. Chapeau! Was für eine Willensstärke. Verschiebe den Entzug aufs nächste Mal.

Schon jetzt, nach den ersten Tagen, überlege ich, wiederzukommen. Obwohl ich zu Beginn so irrsinnig skeptisch war. Obwohl es so irre viel Geld kostet. Aber dieses rundum Betreute hat schon was. Es lässt einem einfach weniger Spielraum als zu Hause. Es ist tatsächlich leichter, hier zu fasten. Man hat das Gefühl, an der Hand genommen zu werden. „Wie unter einer Glasglocke", nennt es ein Mitfaster. Da ist was dran. Es herrscht eine gewisse Aufsicht und damit auch Kontrolle. Man ist abgeschieden, Essen ist quasi nicht existent. Ab und an kreuzt ein kleines Schälchen Apfelkompott die Blicke der Faster. Dann, wenn einer der Mitfastenden sein Fasten bricht, also beendet, bekommt er seine erste kleine Mahlzeit: das noch leicht warme, frische Apfelkompott im Fastensüppchensaal. Zum Apfelkompott darf der Fastenbrecher sich noch eine Nuss aussuchen. Ja, richtig: eine Nuss! Trotzdem weckt dieses karge Menü gewisse Begierden bei all den anderen. Wer seit Tagen dünne Süppchen löffelt, kann einem Schälchen Apfelkompott mit einer Nuss einiges abgewinnen. Begierden unterliegen dem Angebot. Auch Begierden können sich bescheiden, wird mir hier klar.

Heute Nachmittag steht ein kleiner Ausflug in den nächsten Ort an. Ich habe mich mit der netten Amerikanerin verabredet. Catherine heißt sie. Wir wollen ein bisschen bummeln und mal runter vom Klinikgelände. Leichter erster Lagerkoller macht sich breit. Sie will die Reformhäuser in der Umgebung unsicher machen. Sich eindecken mit Gesundem. Für die Zeit nach dem Fasten. Für Amerika. „Ihr wisst gar nicht, wie gut ihr es habt – mit all diesen tollen Läden", staunt sie, als wir in dem hübschen Ort am See das Reformhaus betreten. Ein ganz stinknormales, nicht besonders großes durchschnittliches Reformhaus. Ich bin ziemlich erstaunt: „Habt ihr so was nicht? Zumindest in New York?" Ich kann es kaum glauben, als sie den Kopf schüttelt. „Aber es gibt doch ausgesprochen gesundheitsbewusste Amerikaner", hake ich nach. „So eine Auswahl gibt es nicht!", beteuert sie und steht im Reformhaus wie ein Kind vor seinem ersten glitzernden Weihnachtsbaum.

Direkt am Eingang stehen verschiedene Honigtöpfe. „Mein Mann liebt Honig!", sagt sie. Sie werde ihm welchen mitbringen. Man darf probieren. Catherine schaut mich an. Ihre zarten 47 Kilo geraten in Wallung. „Meinst du, ich darf das?", fragt sie. Honig ist beim Fasten in Minidosen erlaubt. Es gibt ihn auch in der Klinik. Morgens ein ganz kleines Schälchen für den Tee. Ich verzichte darauf, weil Honig ja eins der ganz wenigen Lebensmittel ist, das ich nicht mag. Manche der Faster teilen sich diese Mikroportion auf, um auch abends noch einen Hauch von Süße im Tee zu haben. „Wenn du es nicht maßlos übertreibst, glaube ich nicht, dass es was ausmacht!", gebe ich Entwarnung. Diesem schmalen Persönchen wird ein Löffelchen Probierhonig wohl nicht schaden.

Bei einem bleibt es allerdings nicht. Sie testet die Hälfte der Sorten. Drei wandern dann in den Einkaufskorb. Sie ist verzückt. Ihr nächster Blick fällt auf zuckrige Ingwerstäbchen. Auch hier darf man probieren. Sie schaut mich kurz an und ich schüttele leicht den Kopf. Gesüßte Ingwerstäbchen sind mit Sicherheit ein No-Go. Das weiß sie so gut wie ich. Aber noch bevor ich was sagen kann, hat sie die ersten gegessen. „Ich muss doch wissen, was ich kaufen soll!", lautet ihre kleinlaute Entschuldigung. „Eine Handvoll Ingwerstäbchen werden dich schon nicht direkt in die Fastenhölle transportieren!", lache ich. Sie ist angefixt. Drei weitere Stäbchen landen ratzfatz im Mund. Bei ihr wird es nichts machen.

Die Ärzte der Klinik finden sie eh ein wenig zu dünn fürs Fasten und geben ihr immer etwas Zusatzkost, was sie ärgert. Sie habe ihr Leben lang 45 Kilo gewogen und die zwei zusätzlichen Kilos stören sie, hat sie mir schon mehrfach erklärt. Um zu beweisen, dass da durchaus noch was an ihr dran ist, was wegkann, kneift sie sich demonstrativ in den Bauch. Da ist was. Ja. Aber viel ist es nicht. Ein ganz klein wenig Speck. Nicht der Rede wert. „Du bist nicht mehr 19", versuche ich sie zu mehr Gelassenheit zu bewegen. Inzwischen weiß ich, dass sie 50 Jahre alt ist: „Sich an diesen damaligen Maßen abzuarbeiten ist doch verrückt. Du hast drei Kinder und bist in perfect shape. Also entspanne dich!" Sie kann sich nicht wirklich entspannen. Aber sie weiß, dass ihr eigentliches Problem nicht ihr angeblicher Speck, sondern ihr Mann ist.

Erstaunlich, wie offen wir miteinander reden. Obwohl wir uns erst sehr kurz kennen. „Ich erzähle dir Dinge, die meine besten Freundinnen nicht wissen", sagt sie und wundert sich. Manchmal ist es einfacher, mit fast Fremden über Probleme zu sprechen. Sie haben noch kein klares Bild von einem. Sie urteilen weniger schnell. Sie haben einen anderen Blick auf die Dinge. Vor ihren Freunden sei ihr vieles peinlich, erläutert sie mir: „Ich kann nicht eingestehen, wie misslich meine Lage ist. Ich will das Bild einer nach außen perfekten Familie nicht zerstören, will den Kindern nicht den Vater nehmen. Es geht um die Fassade. Und das, obwohl dieser Mann mich bestohlen hat und nichts kann, außer Geld auszugeben. He is a big spender!", klagt sie. Das Geld für die Familie und ihren luxuriösen Lebensstil verdient sie ganz allein. Er kümmert sich hauptsächlich darum, es unter die Leute zu bringen. Trotzdem kauft sie Mitbringsel für ihn. Seltsam.

Auch die Ärzte in der Klinik haben schnell herausgefunden, dass ihre schmerzende Hüfte und ihre latenten Bauchprobleme nicht auf organischen Ursachen fußen, sondern Ausdruck ihrer Psyche sind. Sie müsse das angehen, hat man ihr gesagt. Sie weiß das. „Aber wie soll das gehen?", fragt sie mich. „Lass dich scheiden!", schlage ich pragmatisch vor. „Dann gehört ihm die Hälfte von allem, was ich besitze. Er hat gedroht, mir alles zu nehmen, wenn ich ihn verlasse." Das klingt mies und ist es auch. „Manchmal ist eine Entscheidung teuer, aber durchaus ihr Geld wert!", gebe ich zu bedenken. „Ansonsten, lebe dein Leben und ignoriere den Kerl, so gut es geht!", lautet mein zweiter Vorschlag. „I will try!", antwortet sie.

Gert Scobel

Journalist, Moderator, Professor für Philosophie und Interdisziplinarität an der Hochschule Bonn-Rhein-Sieg

Von meiner Veranlagung her bin ich Retriever. Hätte man mir also auch nur vor drei Jahren gesagt, es wäre möglich, mehr als einen Tag ohne Nahrung (okay, zweimal verdünnte Gemüsebrühe) auszukommen, hätte ich gesagt: „Du spinnst!" Vielleicht auch: „Wieso sollte ich das überhaupt?" Fasten war eine Idee, die sich gegen den Spaß im Leben zu richten schien. Und wie alles hat auch diese Überzeugung eine Geschichte. Vor vielen Jahren habe ich mal einen sehr unprofessionellen Versuch gestartet zu fasten. Dieser Versuch endete dann auch am dritten Tag damit, dass meine damals noch sehr junge Tochter sich vor mir aufbaute und sagte: „Papa, du hast dermaßen schlechte Laune – hör auf und iss endlich was!" Also hatte ich Sorge, beim Fasten diesmal wieder schlechte Laune zu bekommen, und fing in einer Zeit mit wenig Arbeit und Kollegenkontakt damit an. Man weiß ja nie. Fasten endet, das schlechte Bild aber, das Kolleginnen und Kollegen in einem dummen Moment von einem bekommen, kann lange präsent bleiben. Übrigens ist es ein guter Rat, den Menschen, mit denen man zusammenarbeitet, offen zu sagen, was man macht. Generell – und auch beim Fasten. Das habe ich getan und es hat geholfen: Die Laune war übrigens erstaunlich gut, die Sorge unbegründet.

Zurück zum Retriever. Ich kann eigentlich immer essen und bin leider auch mittelmäßigem Essen gegenüber viel zu gutmütig und schnappe zu. Erkenntnis Nummer eins nach dem Fasten: Gutes Essen, Betonung auf „gut", ist tatsächlich wunderbar – ohne Einschränkungen! Aber gerade durch das Fasten habe ich erfahren, dass es beim Essen eben nicht nur ums Essen geht, sondern um weitaus mehr: um Qualität. Manche würden das vermutlich die spirituelle Dimension der Nahrungsaufnahme nennen, aber man kann es auch einfacher halten. Natürlich ist Essen immer aufgeladen mit Bedeutungen, Ritualen, mit Gemeinschaft und Gesprächen, mit Belohnungen und vielem mehr. Tatsächlich eignet sich das Essen als äußerst gutes Beispiel, um die Strukturen unserer Wünsche und unseres Begehrens ganz grundsätzlich (sozusagen dicht an der biologischen Wurzel) zu studieren. Dass dies funktioniert, ist vermutlich die Basis, auf der die Rede von der spirituellen Dimension des Fastens fußt. Verschärft wird die Wahrnehmung des eigenen Begehrens, wenn man während des Fastens an einem Essen teilnimmt, aber natürlich nicht mitisst. Man beginnt unweigerlich damit, andere zu beobachten, natürlich auch sich selbst und die eigenen Reaktionen.

In meinem Fall lag das Fasten in den zwei Wochen, in denen auch mein jährlicher Meditations-Retreat stattfand – also eine Zeit tendenziell größerer Selbstbeobachtung: schweigen, acht Stunden Zenmeditation, anderthalb Stunden Arbeit, Essenszeiten, gehen im Freien. Schlafen. All das hat es zusätzlich zur Hitze des Sommers viel leichter gemacht zu fasten. Jeder war beim gemeinsamen Essen konzentriert, es gab keine große soziale Aktivität und erst recht keine, über die man sich austauscht. Mein Zenmeister war eher skeptisch, was das Fasten anging: Traditionell wird davon abgeraten, während eines Sesshins zu fasten. Es hat sich dann aber als leicht und völlig problemlos erwiesen – die kleine Schwäche am Morgen (fünf Uhr aufstehen, Dehnübungen etc.) habe ich durch einen Pott schwarzen Tee (nichts für die Puristen des Fastens, ich weiß) mit einem einzigen Löffel Honig überwunden. Eine der Erfahrungen beim Fasten, die mich wirklich umgehauen hat, war zu sehen, was ein einziger Löffel Honig bewirken kann. Nun essen wir alle täglich direkt oder versteckt ein Vielfaches dieses Löffels an Zucker. Angesichts der Wirkung dieses einen Löffels erschien mir alles andere geradezu monströs: beispielsweise was den Gebrauch von Salz, Alkohol etc. angeht. Mir dämmerte, dass die Portionen, die man in Restaurants erhält, die kunstvoll kochen, zu Recht so klein sind. Denn wir alle sind satt, mehr oder weniger. Hier kommt es auf Qualität und Wirkung an. Und die gibt es auch im Kleinen. Bis auf die Menschen in unserer Gesellschaft, die tatsächlich Hunger leiden – was in einer Überflussgesellschaft wie unserer eine Schande ist –, haben wir alle keinen Hunger; wir sind gesättigt und können mit dem, was wir an Restenergien mit uns herumtragen, wirklich gut leben. Große Portionen sind im Grunde eine Verkennung der wahren Begebenheiten.

Aber noch einmal kurz zurück zum Meditieren und Fasten: Von einem Fastenhigh kann ich absolut nichts berichten. Das Fasten hat sich auf das Meditieren meiner Ansicht nach nur insofern ausgewirkt, als ich deutlich besser (und ein wenig mehr) geschlafen und weniger geträumt habe sowie signifikant weniger Probleme mit den Knie- und Fußgelenken hatte. Das aber war's auch schon. Unabhängig vom Meditieren habe ich jede Menge Erkenntnisse und Erfahrungen mitgenommen.

Erkenntnis Nummer 1

Mir ist durch das Fasten viel klarer geworden, dass ich im Grunde gutes Essen liebe. Es muss weder aufgehübscht sein noch besonders viel oder aufwändig zubereitet. Im Gegenteil: Gutes Essen ist oft überraschend einfach. Ein ofenfrisches Sauerteigbrot (böse) mit Käse (noch böser) – wunderbar! Ein Salat mit klein geschnittenen Apfelstücken, dazu eine Vinaigrette mit gehackten Datteln, Ingwer und Senf – super! Gutes Essen ist sehr häufig gerades Essen ohne Schnörkel. Essen mit guten Zutaten und mit Kunstfertigkeit zubereitet. Es wird ernährungsbewusste Veganer wahrscheinlich schockieren, aber bei mir gehören zu einem guten Essen gelegentlich einfach auch Belgische Fritten mit Mayonnaise. Auf die Wurst kann ich sehr gut verzichten, armes Tier, wobei Belgische Fritten leider meist in Rinderfett ausgebacken werden. So viel zu den Widersprüchen, mit denen wir alle umgehen müssen.

Dass wir Deutschen die Weltmeister im Billigeinkaufen sind, halte ich für fatal. Jedenfalls kommt gutes Essen im Alltag selten vor, es sei denn, man bereitet es selbst zu oder geht in ein Restaurant, das qualitativ hochwertig kocht. Außerdem essen nicht nur Retriever wie ich (diese Hunde essen ständig mehr, als sie sollen), sondern die allermeisten von uns viel zu viel vom Schlechten. Die Erfahrung des Fastens hat mir gezeigt: Man kommt sehr gut und entspannt mit überraschend wenig Nahrung aus – und das für eine Reihe von Tagen (in meinem Fall 14). Und man braucht in meinem Alter viel weniger Nahrung, als die ängstliche Retrieverstimme einflüstert. Ich hoffe, ich erinnere mich in den nächsten Monaten daran ...

Erkenntnis Nummer 2

Wie selten gutes, mit Kunstfertigkeit und Geschmack zubereitetes, qualitätsvolles Essen eigentlich ist. Für einen Genussmenschen wie mich ist das eine erschütternde Einsicht mit nachhaltigen Folgen. Das meiste von dem, was wir normalerweise im Alltag zu uns nehmen, ist – um den guten DDR-Ausdruck zu verwenden – nichts anderes als eine mittelmäßige Sättigungsbeilage. Ich habe daher beschlossen, die Kantine ab jetzt weiträumig zu umgehen, es sei denn, ich will einen expliziten Junkfood-Tag machen. Wer jeden Tag über Jahre hinweg an solchen Orten schlecht isst, macht sich gesundheitlich kaputt. Lieber ein Süppchen aus der Fastenzeit und dafür abends gut kochen statt die Kantinenpampe (die es auch in vielen Restaurants gibt).

Erkenntnis Nummer 3

Beim Fasten geht es nicht um ein Dauerprogramm oder darum, den interstellaren veganen Krieg vorzubereiten. Fasten hat damit nichts zu tun, wohl aber mit der Erkenntnis, dass wir in einem Land mit Überproduktion, Massen- und Wegwerfware leben. Und zu dieser „Ware" zählen leider auch die Tiere. Ich persönlich esse Tiere nur in Ausnahmen und selten, aber ich esse sie und stehe dazu, dass ich Flexitarier bin. Wenn ich essen gehe, dann esse ich in der Regel vegetarisch – und koche auch ausnahmslos so. Entscheidend ist aber der Punkt (und der ist mir beim Fasten aufgefallen), dass auch ich weitaus mehr esse, als tatsächlich gut ist. Offensichtlich habe ich mich in einigen fundamentalen Aspekten meines Lebens radikal getäuscht und mir in die Tasche gelogen. Diese Täuschungen betreffen in erster Linie den Körper (wie sollte es beim Fasten anders sein) und seine Bedürfnisse. Aber sie betreffen eben auch das Bewusstsein. Denn ich war davon überzeugt, bestimmte Dinge unbedingt haben zu müssen, um glücklich zu sein. Darüber kann man lange nachdenken, aber hier geht es ja um das Fasten.

Erkenntnis Nummer 4 ...

... ist eine gute Nachricht: Man kann ohne zu leiden eine erstaunlich gute, längere Zeit mit sehr wenig auskommen und nebenbei lernen, dass dies auch für andere Dinge des Lebens gilt. Geholfen hat mir übrigens immer die Vorstellung, dass ein Kilo Fett, das ich mit mir rumtrage, etwa 7.000 Kalorien enthält. Davon kann man in meinem Alter locker drei Tage leben, wenn man nicht gerade Hochleistungssport treibt. Und davon bin ich so weit entfernt, wie ein Retriever von der Fähigkeit zu lesen. Jedenfalls fiel mir das Fasten bereits nach dem dritten oder vierten Tag deutlich leichter. Ich gebe aber zu, dass es eine harte Herausforderung war, gleich in den ersten Tagen an mehreren opulenten, wundervollen und genussvollen Essenseinladungen teilzunehmen (eine davon eine Einladung in ein wunderbares Restaurant in Belgien, das andere ein Grillabend mit bestem portugiesischem Roséwein und das dritte ein Traumfrühstück mit allem, was Herz und Magen begehren). Es ist ein wirklicher Härtetest mit Wasser oder Tee dabei zuzusehen, wie andere essen. (Wobei die Beobachtungen aus der erzwungenen Distanz auch ihren Reiz haben können.) Man übersteht derartige Prüfungen auch nur, wenn es Menschen gibt, die einen dabei unterstützen und einen nicht für einen völligen Eso-Spinner halten. Und wenn man ein Ziel hat, also weiß, warum man das macht. Eine gute Technik ist, sich vorher wirklich klarzumachen, warum man fasten will und dass man nach dem Fasten auch wieder essen darf. Das Fasten ist – noch jedenfalls – nicht der Endpunkt des Lebens, sondern in gewisser Weise ein Neustart: kein böses Ende, sondern im Gegenteil eine gute Übergangsphase zu einer besseren Gesundheit (und im Idealfall auch gesünderen, entspannteren Psyche). Danach wird man gern wieder in den Kreis der anderen Retriever aufgenommen.

Mein Fazit? Eine wirklich gute Erfahrung, rundherum! Ich habe viel gelernt, mich und andere neu kennengelernt. Man wird klarer, vielleicht weil man entschieden hat, eine Sache nicht zu machen, um die sich geschätzte 80 Prozent unserer sozialen Zusammenkünfte (insofern sie nicht Arbeit oder Sport sind) drehen: nämlich essen. Vielleicht ist es heute wichtiger als früher, diese Erfahrung zu machen, um wieder entspannter mit weniger leben zu können. Es ist schon erstaunlich, wenn man einmal nüchtern bilanziert, wie viel Zeit man mit Einkaufen, Essenvorbereiten, Kochen, Abräumen, Spülen und Verdauen jeden Tag verbringt. Wer fastet, erkennt plötzlich, dass es buchstäblich geschenkte Zusatzzeit gibt.

Gut finde ich auch, dass man das Fasten auf vieles andere übertragen kann: zum Beispiel auf die Handyfizierung, aufs Schnellfahren, Rechthaben oder Binge-Watching (was bei mir spätestens nach der dritten Folge in Reihe so gegen zwei Uhr morgens eine unmäßige Hungerattacke auslöst). Vieles geht auch ohne oder zumindest mit weniger. Zudem lernt man wieder, dass Körper und Bewusstsein (Geist) in ein und demselben Prozess eingebunden sind. Es ist am Ende sinnlos, sie trennen zu wollen, sie bilden eine Einheit, die uns ausmacht. Der Geist spielt beim Fasten eine nicht unbedeutende Rolle, wenn auch eher im Hintergrund – und wie beim Meditieren ist es wichtig, ihn zu beobachten und genau zu studieren. Dass viele Menschen sich beim Fasten ein wenig zurückziehen, hängt vielleicht damit zusammen: Sie bemerken, dass das Bewusstsein eine größere Rolle spielt, als ihnen zuvor klar war. Es gibt Dinge im Leben, die noch zu erkunden sind und die man kultivieren sollte, ehe es zu spät ist. Denn letztlich ist auch das Fasten ein Versuch, Körper und Geist zu kultivieren. Kultivieren wir den Geist nicht, können wir keine Ruhe und letztlich auch keinen Frieden mit uns und der Welt schließen. Den Geist brachliegen zu lassen macht genauso krank, wie den Körper zu vernachlässigen. Allerdings weiß unser Körper auch nicht alles, obwohl das manchmal behauptet wird. Natürlich hat unser Körper erfolgreich Jahrhunderttausende der Evolution hinter sich gebracht. Aber er ist eben nicht immer auf dem neusten Stand der Technik. Immer noch agiert er so, als ob es keine Kühlschränke und Supermärkte geben würde. Aber es gibt sie. Und deshalb ist im Alltag ein bewusster Umgang – fast hätte ich gesagt:

achtsamer Umgang – mit sich selbst, den Dingen, anderen Menschen sowie Körper und Geist nötig. Denn sonst fährt man damit fort, einfach das
zu wollen und zu verlangen, was man gerade haben kann. Aber das ist
eben heute eindeutig zu viel (was den Supermarkt angeht) und zugleich zu
wenig (was die Kultivierung angeht).

Ein Nebeneffekt des Fastens, ein guter, wie ich finde: Ich kann endlich
wieder den Anzug tragen, den ich vor einigen Monaten mit großem Be-
dauern in den Schrank gehängt hatte. Ich habe sieben Kilo in den 14 Tagen abgenommen. Natürlich werde ich wieder zunehmen, denn allein das
Mikrobiom, also die Bakterien im Darm, machen rund 1,5 Kilo aus. Es
bleibt noch viel zu tun – vor allem: mehr Sport. Aber wenn man im Leben
etwas anders machen will, dann bedeutet das, einfach bereit zu sein, neue
Erfahrungen zu machen und gegen bisherige Gewohnheiten anzugehen.
Allerdings sollte man auch den Rat beherzigen, zwar entschlossen zu sein
und zu bleiben, aber zugleich sanft und behutsam mit sich umzugehen,
auch beim Fasten. Man sollte seinen Geist und damit sein Gehirn zum
Verbündeten machen. Die Neuropsychoimmunologie hat gezeigt, dass
eine Veränderung der Psyche über eine Veränderung des Gehirns auch auf
das Immun- und Hormonsystem und von da aus wiederum auf Gesundheit und Psyche zurückwirken kann. Aber bevor es jetzt zu kompliziert
wird: Mein Rat ist einfach, Fasten unter guter Anleitung auszuprobieren.
Es wird eine gute Erfahrung!

Für viele sind der Aufenthalt in der Klinik und das Fasten generell auch
Phasen, in denen sie ihr Leben überdenken. Sich von einem Burn-out
erholen. Schon deshalb gibt es die Möglichkeit, bei Psychologen Rat
zu suchen. Oder zu meditieren. Autogenes Training zu machen. Das
Fasten hat nicht nur eine körperliche Ebene. Beim Fasten geht es im
wahrsten Sinne des Wortes ans Eingemachte. Fasten bewegt auch den
Kopf und das Gehirn. Manche sagen: die Seele. Vielleicht hat es mit
dem Faktor Zeit zu tun. Man hat einfach unglaublich viel davon üb-

rig. Zeit, die normalerweise für Nahrungsbeschaffung, Zubereitung und Verzehr draufgeht. Außerdem gibt es Momente beim Fasten, da will man sich in sich selbst zurückziehen. Besinnung könnte man es ein wenig hochtrabend nennen. Fasten hat eine spirituelle Komponente. Oder besser gesagt: kann sie haben. Muss sie nicht. Es ist eine Form des Großreinemachens des gesamten Systems. Man muss sich nur darauf einlassen. Da kann auch Unangenehmes auftauchen. Es kann Tage beim Fasten geben, da gärt es in einem. Da rücken Dinge ins Blickfeld, die man oft jahrelang mehr oder weniger erfolgreich verdrängt hat.

In meiner neuen amerikanischen Freundin gären nur die Ingwerstäbchen. Sie hat das halbe Reformhaus leer gekauft. Ich kann mir nicht vorstellen, dass es all diese Dinge in Amerika nicht gibt, aber ich kenne die Faszination des Shoppens im Ausland. Weg von zu Hause ist man definitiv verführbarer. Das Gute: Sie wirkt sehr glücklich und gemeinsam tragen wir ihre Beute hoch in die Klinik, die etwa einen Kilometer von der Ortsmitte entfernt auf dem Hügel liegt. „Jeder Schritt ist gut!", ermuntere ich sie. Bewegung gehört zum Fasten. Jeder natürlich im Bereich seiner Möglichkeiten. Hier sind Menschen, die sicherlich sonst gar keinen Sport treiben, und Menschen, für die täglicher Sport zum Alltag gehört. Da einen gemeinsamen Nenner zu finden ist nicht leicht. Hier beim Fasten wird sich eher an denen orientiert, die nicht wirklich sportlich sind. Die Kurse sind mit ein bisschen gutem Willen und Ehrgeiz für jeden machbar. Bewegung hilft dem oftmals ein wenig schwächelnden Kreislauf. Dafür gibt es auch das Löffelchen Honig am Morgen. Vielleicht auch einfach zur Aufmunterung. Mentaler Push. Blutzuckerantreiber. So wie der Hund ein Leckerchen bekommt. Natürlich kann man Zusatzbehandlungen buchen. Sich einen Personal Trainer nehmen, jede Art von Massage probieren oder zum Osteopathen gehen. Sportkurse, Wandern und Co. sind inklusive, der Rest kostet extra. Es scheint Menschen hier zu geben, für die Geld so gar keine Rolle spielt.

So oder so, man hat einiges zu tun. Tagsüber jedenfalls. Der Tag ist so durchgetaktet, dass man kaum Gelegenheit findet, über das fehlende Essen nachzudenken. Ein großer Vorteil im Vergleich zum Fasten daheim. Da muss man lernen, „Hungerstrecken" zu überstehen. Langweile oder Müßiggang aushalten, ohne die Leerzeit mit Essen zu füllen. In der Klinik wiederum werden sogar Kochkurse angeboten. Damit man lernt, wie man am besten isst. Was man zu Hause verändern kann. Womit man sich gesundes Essen zubereitet. Ich habe keinen dieser Kochkurse besucht. Nicht etwa, weil ich so herausragend kochen kann und ich deshalb keine Anleitung bräuchte, sondern weil ich fürchte, dass mir diese direkte Konfrontation mit Nahrungsmitteln Hunger macht. Oder jedenfalls den Appetit anregt. Ich weiß nicht, ob ich diese Herausforderung überstehen würde. „Ich habe es einfach trotzdem probiert – fasten hin, fasten her!", sagt mir ein Mann in den 60ern. Er ist mit seiner chinesischen Ehefrau hier. Ein interessantes Paar. Sie ist jünger als er, wie viel kann ich schwer schätzen. Ich dachte zunächst, sie sei seine Tochter. Aber sie sind seit Jahren verheiratet und haben gemeinsame Kinder. „Er muss abnehmen", meint sie. Sie hingegen hält sich nicht wirklich an den Fastenplan. „Sie bestellt sich Süßkram bei Amazon!", verrät er und lacht. Wie raffiniert. Dafür muss sie noch nicht mal in den nächsten Ort laufen. Die Päckchen kommen innerhalb eines Tages und werden an der Rezeption abgegeben. Wenn die wüssten, was da drin ist … Ein sehr subtiler Beschiss.

Die Stimmung unter den Gästen ist eher verhalten. Man sitzt mittags und abends gemeinsam beim Süppchen, redet ein wenig oder liest demonstrativ beim Essen und macht so klar, dass einem nicht nach Unterhaltung zumute ist. Ansonsten sind die Abende ziemlich lang. Nach dem Essen gibt es ab und an einen Vortrag, einen Film oder auch mal ein Konzert. Gegen 21 Uhr ist das aber zumeist vorbei. Klar könnte man runter an den See laufen. Aber wozu? Essen und trinken fällt ja flach. Immer wieder wird einem klar, welchen Stellenwert Essen und Trinken im sozialen Gefüge haben. Geselligkeit leidet unter dem Verzicht. Das kann man hier spüren. Trotzdem, bis auf wenige Ausnahmen sind die Menschen freundlich.

Ich gehe früh zu Bett. Für mich eher ungewöhnlich. Abends liegt eine Wärmflasche bereit und man könnte rein theoretisch auch fernsehen. Mein Zimmer jedenfalls hat einen Fernseher. Ob er funktioniert, weiß ich nicht, ich habe ihn nicht benutzt. Stattdessen habe ich endlich mal wieder ausgiebig gelesen. „Versuchen Sie, wenn Sie können, auch digital zu detoxen. Lassen Sie Laptop und Handy einfach mal in Ruhe!", lautet die Empfehlung des Hauses. Ich probiere, mich daran zu halten. Gar nicht so einfach. Wie oft greift man fast reflexartig, ohne zu überlegen, zum Handy, nur um eben mal die Lage der Welt oder aber die Mails zu checken. „Es gibt Menschen, die haben ganze Taschen voller Akten dabei und nehmen sie genauso wieder mit nach Hause – ohne einmal reingesehen zu haben. Und es gibt andere, die schreiben ganze Bücher hier!", berichtet mir eine Krankenschwester. Ich gehöre eher zur ersten Fraktion und genieße das Nichtstun hier. Liege manchmal einfach nur auf meinem Bett und schaue hinaus Richtung See. Bin sehr viel weniger hibbelig als sonst. Mental runtergefahren.

Nach vier Tagen Fasten warte ich noch immer auf mein Fastenhoch. Ein Gefühl, das sich beim heimischen Fasten regelmäßig in unterschiedlicher Ausprägung einstellt. Hier spüre ich nichts davon. Komisch, woran das wohl liegen mag? Ist meine Erwartungshaltung zu hoch? Ist das Hoch eben nicht immer inklusive? Weiß mein Körper, dass ich das Hoch hier nicht so dringend brauche? Weil ich anders abgelenkt bin als zu Hause. Weil ich hier einer gewissen Kontrolle unterliege und es auch ohne die Zusatz-Euphorie schaffen kann. Trotz allem, kein Grund zur Klage. Es geht mir ja gut, keine Frage. Aber das schon als Hoch zu bezeichnen wäre doch übertrieben.

Mache eine kleine, nicht repräsentative Umfrage unter meinen Mitfastern. Gute Laune haben die meisten. Etwa die Hälfte meint, so was wie ein Fastenhoch zu verspüren. Auf dem Weg zum Abendsüppchen treffe ich eine Frau, die ich zuvor noch nie gesehen habe.

„You have fantastic hair!", sagt sie, als sie an mir vorbeikommt. Sie strahlt mich an. Eine andere meint meine Augen seien so „incredible blue!". Wahrscheinlich beide im Fastenhoch. Da wird man auch nett mit allen drum herum. Weil man vor lauter Euphorie manchmal kaum weiß, wohin damit. Ich freue mich. Komplimente tun immer gut, auch wenn die beiden in diesem Moment vielleicht nur bedingt zurechnungsfähig sind. Egal. Ich bin in einem Alter, da nimmt man, was man kriegen kann.

Nach einer Woche wiege ich etwa zwei Kilo weniger. Obwohl die Abnahme nicht mein Fastengrund ist, ist sie jedes Mal ein schöner Sidekick. „Könnte mehr sein", murmle ich. „Sei nicht so streng mit dir", sagt meine andere Stimme. Ist das Ausgangsgewicht höher, trennt sich der Körper schneller von seinen Speckvorräten. Manche Männer hier verlieren Tag für Tag ein gutes Kilo. Ich weiß ja, was ich bei meinen heimischen Fastenversuchen abgenommen habe, und es lag immer im mehr oder weniger gleichen Bereich. Um die zwei Kilo pro Woche. Also alles wie üblich. Warum sollte es hier auch mehr sein?

Ich liege auf meiner Terrasse und höre jemanden telefonieren. Denke über das Handyverbot nach. Im Geist petze ich. Wie ekelhaft. Ich könnte mir selbst eine knallen, aber nervig ist die Telefoniererei schon. Da liegt man herrlich in der Sonne und im Nebenzimmer quakt einer über eine halbe Stunde in Megalautstärke mit den Lieben daheim. Auf Englisch. Sein Sohn hat Schulprobleme und er gibt Ratschläge, was ja sehr lieb von ihm ist, mich aber nur peripher interessiert. Als er das achte Mal „Good boy" sagt, will ich an seine Zimmertür klopfen und ihm sagen, dass der Junge es wohl jetzt verstanden hat – denn selbst ich habe es längst kapiert. Natürlich lasse ich das. Irgendwie fände ich das blöd. Spießig und übergriffig. Ich versuche, nicht hinzuhören und mich auf meine Lektüre zu konzentrieren. Aber er scheint ein sehr enthusiastischer Telefonberater zu sein. Es nimmt einfach kein Ende. Mein Ausweg: Ich gehe in mein Zimmer und schließe die Balkontür. Jetzt ist er kaum mehr zu hören. Schade um das schöne Wetter und meine „Urlaubsbräune". Aber besser als petzen, vor allem weil mein Zimmernachbar ein wirklich freundlicher Kerl ist. Ein Ire, Anfang 40. Er hat eine schlimme entzündliche Darmerkrankung und fastet deswegen.

Noch immer finde ich es aufregend zu erfahren, was Menschen für den Aufenthalt hier motiviert. Es gibt Leute, die versuchen ihre Allergien damit in den Griff zu bekommen. Viele sind dabei, die unter Diabetes, Bluthochdruck oder Ähnlichem leiden. Eine Australierin, die in der Schweiz lebt, erzählt mir, dass sie nach einer Krebserkrankung eine anstrengende Chemo hatte. „Und nach der Chemo plagte mich Polyneuropathie. Meine ganze Haut hat wie Feuer gebrannt, ich musste hohe Dosen Opiate nehmen, um irgendwie zurechtzukommen. Schnell war ich abhängig." Jetzt, nach zwei Wochen in der Klinik, sei sie fast runter von den Mitteln und fühle sich fantastisch. Sie strahlt, als sie mir ihre Geschichte erzählt: „Da hatte ich den verdammten Krebs überstanden und dann das. Es war einfach nur schrecklich. Aber jetzt merke ich, wie es aufwärtsgeht. Das ist jedes Geld der Welt wert." Ich kann das medizinisch nicht beurteilen. Schwer einschätzen, wie viele Selbstheilungskräfte durch das Fasten geweckt werden, aber ihre Geschichte macht Eindruck auf mich. Was mir gefällt an der Klinik, ist, dass keine großen Versprechen gemacht werden. Natürlich sind die Mediziner hier Fastenbefürworter, aber sie bleiben realistisch.

Im Laufe der Zeit gewöhne ich mich an den Tagesablauf der Klinik: Früh aufstehen, wandern, Check-up, dann Sport und ab und an mal eine Massage. Einlauf, Leberwickel, Süppchen und früh ins Bett. Ich genieße es, in dem riesigen, beheizten Pool zu schwimmen. Normalerweise ist Schwimmen nicht meine bevorzugte Sportart. Ich finde es langweilig und es macht mich hungrig. Hier bin ich so runtergefahren, dass ich die Gleichförmigkeit der Bewegung schätze. Schwimmen kann etwas sehr Meditatives haben. Nach einer Woche habe ich das Gefühl, schon ewig hier zu sein. Ich bin trotz der anderen Menschen hier viel allein, aber ich fühle mich nicht einsam. Es ist ein selbst gewähltes Schicksal. Für mich, das merke ich, gehört es zum Fasten dazu.

Verbringe Zeit mit der zarten Amerikanerin. Habe sie in mein Herz geschlossen. Oft gesellt sich eine Mittsechzigerin aus Chile dazu. Sie ist immer gut gelaunt und das vierte Mal hier: „Alle zehn Jahre komme ich, jedes Jahr wäre mir zu teuer." Sie ist absolut überzeugt vom Buchinger-Fasten. Ein richtiger Fan – wie die meisten hier. Als sie nach Hause fährt, überreicht sie mir ihr medizinisches Datenblatt. „Einfach, damit du mal siehst, was die knapp drei Wochen hier bei mir bewirkt haben!", sagt sie. „Du schreibst doch darüber. Sag das den Leuten, damit sie sehen, was das Fasten kann." Ich bin über dieses Vertrauen geradezu angerührt. Ihr Blutdruck ist von 145/90 runter auf 110/76, ihr Ruhepuls von 85 auf 64 und sie hat fünf Kilo verloren. „Früher habe ich mehr abgenommen! Je älter ich werde, umso hartnäckiger ist mein Speck", lacht sie. „Aber das Beste vom Ganzen, ich brauche viel weniger Medikamente. Das ist das Entscheidende für mich."

Natürlich sind all diese Menschen nur Beispiele. Aber Beispiele, die Mut machen. Die zeigen, dass man mit relativ simplen Maßnahmen einiges erreichen kann.

Nach 13 Tagen ist mein Aufenthalt beendet. Normalerweise gehören die Aufbautage dazu. Sind fester Bestandteil des Klinikaufenthalts. Eben damit man lernt, wie man bewusst essen kann. Wie man essen sollte. Ich möchte noch ein paar Fastentage zu Hause dranhängen. Deshalb verzichte ich auf die Aufbautage. Kein Apfelkompott, keine Nuss und auch keine Urkunde fürs überstandene Fasten.

Aber ein Abschlussgespräch mit einem Arzt. Fünf Kilo habe ich abgenommen und ich fühle mich ausgeruht und erholt. Habe keinerlei Schmerzen. Bin generalüberholt. Ich würde es jederzeit wieder tun. Mir hat mein Aufenthalt sehr gut gefallen. Aber ich habe auch gemerkt, dass ich nicht unbedingt Gesellschaft beim Fasten brauche. Der feste Rahmen hingegen ist hilfreich. Das Gefühl, dass sich jemand kümmert, man Ansprechpartner hat, wenn man sie braucht.

LOHN
DER GANZEN
QUAL

ch habe es überstanden. Es ist mal wieder geschafft. Aber wie sieht das große Fazit denn nun aus? Tja. Also für mich hat sich der Einstieg ins Fasten mehr als gelohnt. Das ist eigentlich untertrieben. Ich bin geradezu beseelt. Überglücklich den Versuch – trotz aller Vorbehalte – gewagt zu haben. Inzwischen ist Rheuma für mich eine Erkrankung, die ich handhaben kann. Es ist nicht aus meinem Leben verschwunden, aber zurzeit habe ich das Rheuma im Griff und nicht das Rheuma mich. Das ist ein riesiger Fortschritt. Damit hätte ich in meinen kühnsten Träumen nicht gerechnet. Meine Erwartungen sind mehr als erfüllt worden. Um nicht zu sagen: übertroffen. Meine Blutwerte sind nach dem Fasten immer besonders gut. Das freut mich jedes Mal wieder aufs Neue. Und bestärkt mich. So sehr, dass Fasten inzwischen ein fester Bestandteil meines Lebens ist.

Ich faste nun regelmäßig ein- bis zweimal im Jahr. Je nachdem. Fünf lange Fastenperioden liegen inzwischen hinter mir. Zwischen drei und sechs Wochen lang habe ich dann auf feste Nahrung verzichtet. Jedes Fasten ist ein wenig anders. Mal bin ich besser gelaunt, mal schlechter. Mal euphorischer, mal weniger euphorisch. Aber eins ist eindeutig: Ich habe mich ans Fasten gewöhnt. Der große Anfangsschrecken ist weg. Ich weiß inzwischen, ich kann es schaffen. Schließlich habe ich es ja schon mehrfach gemacht.

Und ich weiß auch, dass es Momente gibt, die ätzend sind. Momente, in denen ich die ganze Fasterei verfluche. Irre Lust auf Essen habe. Gierig bin. Manchmal habe ich auch Hunger – oder ich glaube, Hunger zu haben. Oft ist es bei näherer Betrachtung etwas ganz anderes. Das zu unterscheiden lernt man beim Fasten. Und man lernt auch, dass Hunger sich nicht bis ins Unendliche steigern kann. Er ist endlich und kann auch wieder verschwinden. Mein Körper ist mittlerweile mit dem Fasten vertraut. Er kennt den Schrecken. Und er weiß um die Vorzüge. Trotzdem muss ich mir oft einen kleinen Tritt in den eigenen Hintern verpassen, um wieder anzufangen. In die Gänge zu kommen. Aber ich tue es. Schon weil Aufwand und Ergebnis in einem guten Verhältnis stehen.

Ich habe zu sehr unterschiedlichen Zeiten gefastet. Mal im Sommer, mal im Winter. Mal im Urlaub, mal im Alltag. Einmal in einer Fastenklinik. Alles hat seine Vor- und Nachteile. Im Alltag gibt es jede Menge Ablenkung, aber auch jede Menge Versuchungen. Im Urlaub kann man sich zurückziehen, sich mehr Ruhe gönnen und sich besser auf sich selbst konzentrieren. Das muss man selbst entscheiden und vielleicht auch einfach mal ausprobieren. Ich mag beides. Finde das Alltagsfasten allerdings fast noch besser. Obwohl just in dem Moment, in dem man sich fürs Fasten entscheidet, Einladungen zu Festen, runden Geburtstagen oder anderen herrlichen Essensanlässen eintrudeln. Irgendwas ist eben immer. Das Fasten in einer Gemeinschaft, bei mir in der Klinik, hatte auch was. Ich könnte mir vorstellen, auch mal Fastenwandern oder Fasten in einem Kloster auszuprobieren. Angebote gibt es reichlich und in allen möglichen Preislagen.

Was die Jahreszeit angeht, liebe ich die Zeit nach Weihnachten. Fasten als Einstieg ins neue Jahr. Nach all der Feiertagsvöllerei ist es mir fast ein Bedürfnis zu verzichten. Auch die vorösterliche Zeit ist gut. Der Vorteil des sommerlichen Fastens ist wiederum, dass man allein schon wegen der Temperaturen weniger Lust auf schwere Kost hat.

Gesundheitlich gesehen ist das Fasten für mich ein absoluter Gewinn. Mein Rheuma ist definitiv beeindruckt vom Fasten. Nach dem ersten Mal war der Rheumafaktor (oder auch Rheumamarker) im Blut verschwunden. Das hat mir – und auch meinen Ärzten – nachhaltig imponiert. Das ist etwas, was man sehen kann. Das hat nichts mit subjektivem Empfinden zu tun.

Meine Schmerzen sind nie mehr so intensiv gewesen wie vor dem ersten Fasten. Meine Hüften haben seit meinem Einstieg ins Fasten keinerlei Schmerzen mehr – den Schauplatz hat das Rheuma geräumt. Und wenn ich nach etwa neun bis zwölf Monaten merke, dass es in den Schultern Probleme gibt, faste ich erneut. Ich höre auf meinen Körper. Schließlich weiß ich um das Rheumaproblem. Ich glaube nicht, dass es für immer in der Versenkung verschwunden ist, aber ich habe das Gefühl, es domestizieren zu können. Habe den Eindruck, mit meinem Verhalten meine Gesundheit beeinflussen zu können. Ich fühle mich nicht ausgeliefert und das allein ist sehr beruhigend. Ich habe seither nie mehr Cortison genommen.

Aus wissenschaftlicher Sicht kann ich das Fasten immer noch nicht wirklich beurteilen. Obwohl ich viel darüber gelesen und inzwischen mit vielen Menschen, auch Experten, darüber gesprochen habe. Aber ich bin keine Ärztin und auch keine Naturwissenschaftlerin. Deshalb halte ich mich mit Versprechungen zurück. Ich kann nur sagen, wie es für mich war. Und diese Beurteilung fällt mehr als positiv aus. Niemand gibt mir Geld für diese Empfehlung. Ich verkaufe keine Pülverchen oder Sportprogramme. Keine Industrie sponsert mich. Ich bin einfach nur überzeugt, dass Fasten eine Chance ist. Kein Allheilmittel, aber eine Chance.

Auch mein Essverhalten hat sich seit meinem regelmäßigen Fasten verändert. Ich bin keine Ernährungsheilige geworden. Aber ich esse tatsächlich bewusster. Vor allem in den ersten drei bis sechs Monaten nach dem Fasten. Dann schleicht sich oft wieder ein gewisser Schlendrian ein und die Vernunft weicht nach und nach. Macht wieder ein bisschen Platz für die Gier und ihre beste Freundin die Maßlosigkeit. Trotzdem merke ich, dass sich etwas verändert hat. Ich esse anders. Langsamer zum Beispiel. Nicht immer, aber immer öfter. Und mein Verhältnis zu gewissen Nahrungsmitteln hat sich total verändert. Zucker benutze ich eher selten. Süßstoff gar nicht mehr. Quark mit Obst ist mir inzwischen süß genug. Auch mein Salzkonsum hat abgenommen. Ich mag Vollkornbrot inzwischen lieber als Baguette. Insgesamt esse ich ziemlich gesund.

Mein Gewicht schwankt dennoch. Allerdings nicht mehr in den Ausmaßen wie früher. Im Laufe eines Jahres so um die vier Kilo – auch mal fünf. Kein Grund mehr für mich, panisch zu werden. Das regelmäßige Fasten bringt nicht nur gesundheitlichen Nutzen, sondern ist auch ein gutes „Gewichts-Regulativ". So schaffe ich es immer, ungefähr auf einem Level zu bleiben, nehme nicht stetig zu und muss mich nicht andauernd disziplinieren. Sich immerzu kontrollieren liegt mir einfach nicht. Ich bin eine klassische Winterzunehmerin. Wenn es draußen dunkel und kalt ist, habe ich ein größeres Verlangen nach Essen. Sobald es draußen schneit und stürmt, ist ein wenig Wassermelone nicht besonders verlockend. Da ruft mein Körper nach Knödeln, dicker Suppe oder Stollen. Und wenn schon! Da ich zumeist nach dem Jahreswechsel oder im frühen Frühjahr faste, weiß ich, dass sich der Winterspeck spätestens dann dünnemacht. So habe ich es in den letzten Jahren geschafft, mein Gewicht einigermaßen zu halten. Ich muss mir nicht jeden Genuss verkneifen, kann entspannt auch mal kalorientechnisch über die Stränge schlagen. Eine feine Mischkalkulation.

Auch mein Umfeld hat sich an meine Fasterei gewöhnt. Selbst die größten Skeptiker. Sie sehen, wie gut es mir tut. Noch immer gibt es viele in meinem Bekannten- oder Familienkreis, die sagen: „Ich könnte das niemals." Jeder, wie er mag. Manche meiner Freunde habe ich mit dem Fastenvirus infiziert. Sie haben dem Fasten eine Chance gegeben. Es ausprobiert. Aus unterschiedlichen Gründen. Die meisten waren begeistert und sind zu Wiederholungstätern geworden. Genau wie ich.

DAS
MEINT DIE
FASTEN-
SPEZIALISTIN
DES
INTERNETS

„Mit der richtigen Einstellung kann man ganz einfach im Kopf eine Art Hebel umlegen: Klick, ich faste jetzt"

Interview mit Tonia Tünnissen-Hendricks
Initiatorin und Betreiberin des Internetportals
www.heilfastenkur.de, Webdesignerin

Tonia Tünnissen-Hendricks hat im Jahre 2001 unter www.heilfastenkur.de das erste deutschsprachige Internetportal zum Thema Heilfasten ins Leben gerufen. Zu diesem Zeitpunkt konnte man hierzulande im Internet noch keinerlei virtuelle Informationen zum Heilfasten finden – auch nicht in der im gleichen Jahr gestarteten Wikipedia. Völlig begeistert von den positiven therapeutischen Auswirkungen, die Tonia Tünnissen-Hendricks mit dem Fasten am eigenen Körper erfahren durfte, fühlte sie sich dazu berufen, dieses Wissen über das Internet in die Welt hinauszutragen. Seither beschäftigt sich nicht nur die Gründerin dieser Internetseite, sondern auch eine große Community im Heilfastenforum von heilfastenkur.de mit zahlreichen Themen rund um die Naturheilkunde. Fastende können hier nicht nur Fragen stellen, sondern sich auch während ihrer Fastenkur regelmäßig austauschen und gegenseitig unterstützen.

Wann haben Sie mit dem Fasten begonnen?
Ich habe im Jahre 1998 – also vor ziemlich genau 20 Jahren – das erste Mal gefastet. Damals hatte ich einen ziemlich starken Neurodermitisschub, der meiner Haut mächtig zugesetzt hat und mich nächtelang wegen eines wahnsinnigen Juckreizes wachgehalten hat. Deswegen habe ich seinerzeit intensiv nach alternativen Möglichkeiten gesucht, um mit dieser Krankheit klarzu-

kommen. Zu diesem Zeitpunkt hatte ich eine Kollegin, die bereits selbst mehrmals eine Heilfastenkur in einer Klinik absolviert hatte und mir erzählte, dass dort viele Leute unter Neurodermitis gelitten haben und mit Hilfe des Heilfastens ihre Probleme beseitigen oder zumindest deutlich lindern konnten. Da habe ich mich gefragt, was ich denn zu verlieren habe, wenn ich eine solche Kur einfach mal auf eigene Faust ausprobiere. Von Hautärzten, die mir lediglich Cortisonsalbe verschrieben haben, hatte ich die Nase jedenfalls gestrichen voll. Eine dauerhafte Besserung ließ sich durch diese Behandlung nicht im Geringsten erkennen. Ich hatte vielmehr das Gefühl, dass meine Haut durch das Cortison immer dünner wurde und der Abstand zwischen den einzelnen Schüben immer kürzer.

Gut ausgestattet mit dem Buch „Die neue F.-X.-Mayr-Kur", geschrieben von Dr. med. Martin Winkler, und den zusätzlichen Tipps meiner Kollegin, habe ich dann mit 27 Jahren meine erste Heilfastenkur durchlebt. Die F.X.-Mayr-Kur ist eine Heilfastenvariante, bei der es morgens, mittags und abends eine mehrere Tage alte trockene Semmel und ein bisschen Milch gibt. Zusätzlich durfte ich ein bisschen selbst zubereitete Gemüsebrühe und ein wenig frischen Saft zu mir nehmen. Es ging mir sehr gut dabei und ich hatte gar nicht das Gefühl, wenig zu essen, denn ich war ja mit den Semmeln morgens mittags und abends gut beschäftigt.

Hat das Fasten denn bei der Neurodermitis geholfen?

Ja! Zunächst aber ist der juckende Hautausschlag nach dem Fasten noch mal richtig heftig aufgeblüht. Ich hatte jedoch bereits im Vorfeld gelesen, dass es nach dem Fasten eine Verschlimmerung geben könnte, so dass mich dieser Umstand nicht allzu sehr überrascht hat. Ungefähr zwei bis drei Wochen nach dem Fasten ist der Schub dann komplett von allein abgeklungen – und seit dieser Zeit habe ich nie wieder so extrem unter meiner Neurodermitis gelitten.

Da mir das Fasten so gut geholfen hat, faste ich seitdem vorsorglich jedes Jahr mindestens einmal und im Laufe der Jahre habe ich dabei die unterschiedlichsten Heilfastenmethoden ausprobiert. Auch die Länge meiner Fastenkuren waren sehr unterschiedlich: mal 'ne Woche, mal zwei. Mein längstes

Fastenerlebnis umfasste 42 Tage am Stück ... Vor meinen Fastenkuren habe ich mich stets von zahlreichen Büchern zum Heilfasten inspirieren lassen und irgendwann bin ich dann von der F.X.-Mayr-Kur auf das Buchinger-Heilfasten umgestiegen. Man könnte sagen, ich bin eine Fastenautodidaktin. Mein Wissen ist angelesen und selbst ausprobiert – frei nach dem Motto „Learning by doing". Eine ärztliche Begleitung meiner Fastenkuren habe ich bislang nie in Anspruch genommen.

Wie kamen Sie auf die Idee, eine Internetseite zum Heilfasten zu erstellen?

Als ich damals das erste Mal gefastet habe, gab es im Internet quasi keinerlei Informationen zum Heilfasten. Das Internet steckte 1998 ja sozusagen noch in den Kinderschuhen. Und ich dachte mir, dass es doch schön wäre, wenn man sich mit gleichgesinnten Leuten im Internet austauschen könnte. Seinerzeit wurde ich, als ich von meiner Fasteneuphorie erzählte, schon noch von einigen Leuten in meinem Umfeld milde belächelt. Selbst mein Mann hielt mich für verrückt. Heilfasten, gar nichts essen, das geht ja gar nicht! Alle fragten mich, ob das wirklich gesund sei. Auch die meisten Ärzte fanden das damals nicht besonders toll. Meine Hausärztin war übrigens eine große Ausnahme, die sagte mir nämlich irgendwann einmal während einer Routineuntersuchung: „Ja klar, machen Sie das ruhig. Fasten kann nicht schaden." Also habe ich mir 2001 überlegt, eine eigene Internetseite zum Thema Heilfasten zu bauen – kombiniert mit einem Forum, in dem sich die Leute nach Belieben austauschen können. Ich selbst teile sehr gern mein Wissen und als Weg dafür habe ich mir damals wie heute das Internet ausgesucht.

Ist die damit verbundene Gewichtsabnahme für viele eine große Motivation? Kann man mit Heilfasten abnehmen?

Ich denke schon. Aber es ist wie bei jeder anderen Diät auch: Wenn man anschließend nicht seine Ernährung und Lebensweise umstellt, ist das Gewicht ruckzuck wieder drauf. Das ist beim Heilfasten nicht anders als bei jeder anderen Reduktionskost.

Man liest von irrsinnigen Abnahmen: Zehn Kilo in zehn Tagen. Was nimmt man realistisch ab?

Realistisch wären in 14 Tagen fünf bis sechs Kilo, wobei das natürlich sehr stark vom Ausgangsgewicht abhängt. Jemand, der mit 140 Kilo startet, hat natürlich größere Chancen, in zwei Wochen 15 Kilo abzunehmen, als jemand, der ein normales Gewicht mit sich herumträgt. Das kann man also gar nicht so einfach pauschalisieren. Häufig stellen die Leute in den Forenbeiträgen auch selbst fest, dass sie viel Wasser verloren haben. Selbst wenn zehn Kilo auf der Waage verschwinden, hat man für gewöhnlich leider keine zehn Kilo Fett verloren. Verfolgen lässt sich die Zusammensetzung des Gewichtsverlustes mit Hilfe einer Körperanalysewaage, die Fett, Wasser, Knochen und Muskeln auseinanderhalten kann.

Auch ich selbst nutze das Fasten gern, um von Zeit zu Zeit mein Gewicht zu stabilisieren. Mir fällt es einfach leichter, eine Weile gar nichts zu essen, als über einen längeren Zeitraum hinweg ständig Kalorien zählen zu müssen oder konsequent auf bestimmte Nahrungsmittel zu verzichten, die mir aber ja eigentlich gut schmecken.

Während meines bisher einmaligen Langzeitfastens habe ich in 42 Tagen ziemlich genau zehn Kilo verloren. Diesen Gewichtsverlust konnte ich dann auch tatsächlich eineinhalb Jahre halten. Irgendwann habe ich jedoch immer mal wieder essenstechnisch ein wenig über die Stränge geschlagen, so dass sich die Pfunde im Laufe der Zeit wieder angehäuft haben. Das Hauptaugenmerk bei meinen jährlich wiederkehrenden Fastenkuren liegt aber nach wie vor auf der vorbeugenden Maßnahme gegen meine Neurodermitis und nur am Rande auf der gewichtsregulierenden Nebenwirkung, über die ich mich durchaus immer wieder freue.

Was sind das für Leute in Ihrer Community? Auf Ihrer Internetseite www.heilfastenkur.de?

Ich schätze, in meinem Heilfastenforum schreiben circa 70 bis 80 Prozent Frauen in der Altersklasse zwischen 25 und 65 Jahren. Die kleinere Gruppe der Männer ist meist etwas älter, ich sage mal Ü50. Jüngere Männer sind eher selten mit von der Partie.

Sind das eher spirituelle Leute?

Nein, die geistige Einstellung der Leute, die eine Heilfastenkur durchführen, ist völlig unterschiedlich. Manche sind durchaus spirituell veranlagt, andere gehen das Fasten eher von der wissenschaftlichen Seite an. Auch die Teilnehmer in meinem Heilfastenforum sind in dieser Hinsicht bunt gemischt. Man muss nicht unbedingt spirituell veranlagt sein, um durch eine Heilfastenkur eine positive Wirkung im therapeutischen Sinne zu erfahren. Es gibt viele Leute, die primär einfach nur abnehmen wollen, und ebenso viele Menschen, die chronische Beschwerden durch das Fasten lindern.

Es sind aber natürlich auch Leute in unserer Community, die mit Hilfe des Fastens nach neuen Erkenntnissen forschen, ihr Wohlbefinden in der Spiritualität suchen und eine Art Erleuchtung finden. Manch einer möchte auch einfach mal etwas völlig Neues erleben, sich selbst erden oder zu sich selbst finden. Da ich ein regelmäßiges Fasten generell für sehr gesund halte, finde ich, dass jeder Beweggrund zum Fasten ein guter Grund ist.

Erstatten die Leute Bericht, wie es gelaufen ist?

Nicht alle. Foren sind halt irgendwie doch anonym. Viele Leute stellen nur ein paar Fragen, wollen möglichst schnell Antworten und melden sich dann nie wieder. Dann erfährt man leider nicht, ob das Heilfasten schlussendlich geholfen hat oder nicht. Aber erfreulicherweise gibt es auch sehr viele, die fasten und Feedback geben, so dass auch andere Leser etwas von einem solchen Beitrag haben.

Auf Ihrer Seite gibt es einerseits Informationen, andererseits Foren, auf denen sich die Leute untereinander austauschen können. Verfolgen Sie die auch?

Ich lese jeden Beitrag, mische mich aber nicht überall ein, dafür fehlt mir leider die Zeit. Meine Heilfastenseite ist weitgehend ein Hobby für mich. Ich verdiene zwar ein bisschen Geld mit Hilfe von Amazon-Verlinkungen oder anderen Werbepartnern, aber bedauerlicherweise nicht ganz so viel, dass ich mich den lieben langen Tag nur mit meiner Heilfastenseite beschäftigen könnte.

Was ist die Hauptsorge der Leute, wenn es ums Fasten geht? Wozu kommen die meisten Fragen?

Das leidige Thema Darmentleerung spielt im Fragenkatalog eine ziemlich große Rolle. Wenn es nicht auf Anhieb klappt mit der Entleerung, fragen sich die Leute regelmäßig: Was mache ich falsch? Was kann ich anders machen? Nehme ich vielleicht zu wenig Glaubersalz – welche Alternativen existieren? Und dann gibt es natürlich auch diejenigen, die bezweifeln, dass man es erst mal mit den sanfteren Mitteln probieren sollte, mit verdünntem Sauerkrautsaft zum Beispiel oder einem Liter lauwarmen Wasser am Morgen. „Das geht bei mir gar nicht", sagen da viele Leute sofort. Einfach mal ausprobieren, kann ich da nur raten!

Was sollte man vor dem Fasten alles machen? Was braucht es an Vorbereitung?

Vor dem Fasten ist es gut, wenn man sich mit ein paar Entlastungstagen, an denen man keine schwere Kost oder frittierte Mahlzeiten mehr zu sich nimmt, auf die enthaltsame Zeit vorbereitet. Obst und Gemüse ist super! Ein dickes Eisbein hingegen macht logischerweise nicht so viel Sinn. Idealerweise wählt man Lebensmittel, die leicht verdaulich sind, damit das Gedärm schon im Vorfeld ein bisschen zur Ruhe kommt. Wenn keine schwer verdaulichen Dinge mehr im Darm herumlungern, läuft die Darmentleerung zu Beginn einer Fastenkur auch meist wesentlich entspannter ab.

In den vielen Fastenratgebern, die ich im Laufe der Zeit gelesen habe, werden häufig Glaubersalz, Bittersalz oder Passage-Salz als ideale Starter für die Darmentleerung empfohlen. Ich selber nehme diese Mittel seit Jahren nicht mehr. Glaubern ertragen die meisten Menschen nur ein- oder zweimal. Danach muss man schon fast brechen, wenn man das Glaubersalz-Wasser auch nur riecht. Ich komme am besten klar mit Sauerkraut- und Pflaumensaft. Immer stark verdünnt, damit man eine große Flüssigkeitsmenge reinbekommt, denn die macht einfach auch schon viel aus. Dieses Jahr habe ich erstmalig eine Abführvariante ausprobiert, die im Rahmen der in Amerika bekannten Limonadendiät (Master Cleanser) angewendet wird. Dort nutzt man Meersalz zum Abführen. Die Dosierung liegt bei zwei Teelöffeln

Meersalz, die in einem Liter lauwarmem Wasser verrührt werden. Diesen Mix muss man dann recht zügig trinken. Funktioniert super! Schmeckt aber leider auch nicht besonders lecker! Aber dafür verliert sich der unangenehme Geschmack unmittelbar nach dem Trinken. Nach einem Bitter- oder Glaubersalz-Trank hingegen hat mich der eklige Geschmack immer noch fünf bis sechs Stunden nach dem Trinken begleitet und ist mir immer wieder aufgestoßen. Das Glaubern kann einem somit den ganzen Tag versauen.

Glaubersalz ist also kein Must-have des Fastens?
Definitiv nicht! Wenn man ganz von allein Stuhlgang hat, braucht man sogar gar nichts zu tun. Es ist nur wichtig, dass spätestens alle zwei bis drei Tage eine Darmentleerung stattfindet, damit es nicht zu einer Rückvergiftung im Darm kommen kann. Wenn sich der Stuhlgang nicht von allein einstellt, dann muss man nachhelfen! Ja!

Was ist denn der Sinn des Fastens? Früher hat man vom Schlackenausspülen gesprochen, aber alle Mediziner sagen, der Körper hat doch gar keine Schlacken.
Die Schlacken sind nur ein Sinnbild. Wer selbst mal über einen längeren Zeitraum gefastet hat, wird bemerkt haben, was selbst nach einer wochenlangen Fastenzeit immer noch herauskommt – meistens flüssig und ziemlich dunkel, oft sehr geruchsintensiv –, da kann man salopp schon von Schlacken sprechen. Schlussendlich handelt es sich dabei natürlich nur um Stoffwechselabfälle und gelöste Ablagerungen. Der Körper schaltet ja seine Funktionen während des Fastens nicht ab, er muss weiterleben. Also verarbeitet er Dinge aus dem eigenen Körper, aus den Zellen und verwandelt diese Stoffe in Energie. Bei dieser Umwandlung entstehen wiederum Abfälle, die über den Darm entsorgt werden müssen ... und die sehen dann halt optisch aus wie Schlacken.

Vor dem Fasten abführen ist einleuchtend, aber es heißt auch, während des Fastens gehören Einläufe dazu?
Ein Einlauf kann reflexartig den Anstoß zur Entleerung geben, wenn sich auf dem letzten Stück vor dem Ausgang etwas festgesetzt hat. Grundsätzlich

ist ein Einlauf aus meiner Sicht aber immer nur eine „Notlösung" für genau diesen Fall. Eine gründliche Darmreinigung lässt sich durch einen Einlauf nicht erzielen. Man erreicht mit der Einlaufflüssigkeit nur einen sehr kleinen Teil des Enddarms, denn es gibt ja glücklicherweise eine natürliche Sperre im Darm, die verhindert, dass der Kot wieder komplett in den Darm zurückläuft. Das wäre sonst echt übel und ist ganz klar nicht im Sinne des Erfinders. Ich persönlich bevorzuge die natürliche Reinigung von oben nach unten. Mir geht es darum, dass sich während des Fastens möglichst viele der eventuell angesammelten Ablagerungen lösen, die sich irgendwo an den Wänden meines kilometerlangen Darms festgesetzt haben könnten. Ich möchte nicht nur den letzten Zipfel meines Enddarms reinigen. Darüber hinaus halte ich es für besser, die natürlichen Reflexe zur Darmentleerung zu unterstützen, damit man im Aufbau möglichst rasch gar keine Hilfsmittel zur Darmentleerung mehr einsetzen muss.

Muss man also nicht zwangsläufig jeden zweiten Tag einen Einlauf machen?

Nein. Überhaupt nicht. Wichtig ist – wie bereits erwähnt –, dass man alle zwei oder spätestens alle drei Tage irgendeine Form der Verdauung hat. Diese muss auch keineswegs durchfallartig erfolgen, die Konsistenz darf auch fest sein, wichtig ist nur, dass etwas herauskommt. Meistens muss man mit einem passenden Abführmittel leicht nachhelfen, da während des Fastens keine Ballaststoffe zugeführt werden, die im Alltag für den Drang zur Toilette sorgen. Stoffwechselabfälle entstehen aber dennoch während des Fastens und die müssen halt irgendwie raus aus dem Darm.

Was kann man tun, wenn sich nichts tut?

Oft spielt einfach der Kopf eine große Rolle, wenn hinten nichts rauskommen will. Man versteift sich so sehr darauf, dass endlich eine Darmentleerung erfolgen sollte, dass sich der Darm ebenfalls regelrecht versteift und sich einfach gar nichts tut. Ablenkung und Bewegung können dann Schlüssel zum Erfolg sein: Ein leichter Dauerlauf, Yoga, wandern, tanzen, Dehnübungen für den Bauch – am besten kombiniert mit frischer Luft. Manchmal fehlt dem Körper auch einfach Salz. Das kann relativ schnell passieren, wenn man besonders viel Wasser trinkt und dann im Sommer auch noch viel Wasser wieder ausschwitzt. Eine leicht gesalzene Gemüsebrühe kann dann tatsächlich Abhilfe schaffen. Salz regt nämlich den Verdauungsprozess positiv an.

Trinken Sie Säfte?

Ich trinke Säfte, aber nicht besonders viel und stark verdünnt. Ich liebe frisch gepressten Zitronensaft oder Orangensaft, aber ich verdünne ihn mit viel Wasser. Im Herbst mag ich auch sehr gern Traubensaft – aus selbst gepressten Trauben aus dem eigenen Garten. Wenn ich das Gefühl habe, ich muss abführtechnisch mal ein bisschen nachhelfen, dann trinke ich gern mal ein bisschen Pflaumensaft, verdünne diesen aber auch sehr stark.

Was ist mit Gemüsesäften?

Gemüsesäfte habe ich während meiner Fastenkuren zwischendurch auch schon mal getrunken – wenn ich zu faul war, eine Gemüsebrühe zu kochen. Während meiner 42-tägigen Fastenkur konnte ich auch irgendwann keine Gemüsebrühe mehr sehen, selbst wenn ich sie in noch so vielen Kreationen mit spannenden Gewürzen zubereitet habe. Dann bin ich auch schon mal auf fertigen Tomatensaft umgestiegen. Kann man machen, widerspricht natürlich ein bisschen dem Gedanken, dass man dauerhaft etwas an seiner Ernährung ändern sollte. Ein fertiger Tomatensaft ist natürlich irgendwie auch eine Form von Fastfood – verglichen mit einer frisch zubereiteten Gemüsebrühe. Und genau DAS ist ja bei vielen Leuten der springende Punkt, wenn es um eine gesunde Ernährung geht. Man kümmert sich zu wenig um eine möglichst naturbelassene, frische Ernährung und greift stattdessen zu häufig zu Fertigprodukten und verliert dadurch den Bezug zum Essen.

Darf man Smoothies beim Fasten trinken?

Aus meiner Sicht haben Smoothies beim Fasten nichts verloren! Da habe ich eine ganz klare Meinung. Smoothies stellen eine ganze Mahlzeit dar und gehören nicht zum Fasten. Man muss sich nur den Berg Obst vorstellen, den man braucht, um ein Fläschchen Smoothie zu produzieren. Da muss einem eigentlich klar werden, dass das mit Fasten nichts mehr zu tun hat. Das wären einfach enorm viele Ballaststoffe, die man während des Fastens zu sich nimmt. Und natürlich auch Kalorien und Zucker. Außerdem halte ich nichts davon, Obst regelmäßig zum Fastfood zu degradieren. Ich plädiere auch im Alltag ganz klar für Slowfood! Man hat viel länger und viel mehr davon, einen Apfel genüsslich zu zerkauen, statt ihn zu verflüssigen, und man wird auch schneller satt! Klar, mache ich mir auch schon mal einen Obstshake, wenn ich eine alte Banane habe oder anderes Obst, das rasch verarbeitet werden sollte. Aber nicht beim Fasten und schon gar nicht täglich!

Darf jeder fasten?

Im Prinzip kann jeder gesunde Erwachsene ohne große Probleme auf eigene Faust fasten. Aus meiner Sicht ist es allerdings wichtig, sich im Vorfeld ein wenig mit dem Thema Heilfasten zu beschäftigen. Denn Heilfasten ist ja durchaus etwas ganz anderes als eine „Nulldiät". Schwangere, Kinder und Jugendliche haben einen erhöhten Nährstoffbedarf und sollten daher lieber nicht fasten. Auch bei Personen mit Suchtproblemen oder Essstörungen kann sich eine Fastenkur negativ auswirken.

Nicht zu essen und nicht zu trinken nennt sich Trockenfasten. Ist das ein neuer Trend? Was halten Sie davon?

Ich persönlich würde das Trockenfasten nicht ausprobieren. Es widerspricht einfach allem, was ich bisher übers Fasten und eine gesunde Ernährung gehört und gelesen habe. Gar nichts zu trinken ist für mich überhaupt keine Option! Das zu propagieren halte ich auch für sehr gefährlich. Es gibt aber ein paar Teilnehmer in meinem Heilfastenforum, die das Trockenfasten bereits ausprobiert und es als positiv empfunden haben. Aber selbst diese Leute mahnen eher zur Vorsicht, wenn sich Neulinge dafür interessieren. Es ist bisher keiner dabei, der andere Teilnehmer gezielt zum Trockenfasten animieren würde. Ich glaube, jedem dieser Probanden ist klar, wie schnell Trockenfasten richtig gefährlich werden kann.

Was sagen Sie zum Thema Kaffee während des Fastens?

Zu Beginn meiner Fastenkarriere vor 20 Jahren habe ich den Kaffee noch konsequent weggelassen, weil in allen Fastenbüchern durchgängig immer vor dem „bösen" Kaffee gewarnt wurde. Dieses Gift solle man auf gar keinen Fall während des Fastens konsumieren. Unter diesem Kaffeeentzug habe ich wirklich richtig gelitten, weil ich eine totale Kaffeenase bin und zu dem Zeitpunkt ungefähr drei bis vier Tassen täglich getrunken habe. Das ist gar nicht wahnsinnig viel, aber immer zum gleichen Zeitpunkt: morgens, mittags und nachmittags. Wenn ich komplett auf Kaffee verzichte, dann leide ich richtig heftig unter Kopfschmerzen. Anfangs habe ich die Kopfschmerzen aufs Fasten geschoben, aber es war einfach das fehlende Koffein. Richtiger Entzug. Irgendwann, nach den ersten zwei bis drei Jahren, habe ich mich gefragt, warum ich mir den Stress mit dem Kaffeeentzug eigentlich antue, wenn ich anschließend sowieso wieder Kaffee trinke.

Heute trinke ich ihn auch beim Fasten, mir geht es vom ersten Tag an gut und an meinen Fastenerfolgen hat sich durch den Kaffee nichts geändert. Wer mag, kann ihn ja ein bisschen dünner trinken, möglichst schwarz, ohne Milch. Außerdem hat sich das Image des Kaffees in den vergangenen 20 Jahren enorm gewandelt – und wenn man es mit dem Kaffee nicht übertreibt, kann er sogar gesundheitliche Pluspunkte bieten.

Was ist mit Honig?

Ein bisschen Honig ist absolut okay. Man sollte natürlich auch das nicht übertreiben, sonst ist es das Gleiche wie mit den Smoothies. Wenn man in jede Tasse Tee, die man trinkt, einen großen gehäuften Löffel Honig packt, ist das über den Tag verteilt einfach zu viel. Ein bisschen geht, um den Zuckerhaushalt auf Trab zu halten. Das ist absolut nicht verkehrt.

Was sind die häufigsten Probleme, mit denen sich Leute melden?

Kopfschmerzen, Kreislaufbeschwerden und das leidige Thema Darmentleerung. Für viele Leute ist auch das Durchhalten ein Problem, konsequent zu bleiben. Es sind schon immer mal wieder ein paar dabei, die selbst nach stolzen zehn Fastentagen abends auf dem Sofa sitzen und sich nicht beherrschen können, weil der Ehemann eine gut duftende Pizza verspeist, und dann einfach herzhaft zubeißen, ohne über die Konsequenzen nachzudenken. Die meisten werden anschließend mit schlimmen Magenschmerzen bestraft. Wenn Magen und Darm ein oder zwei Wochen so gut wie nichts bekommen haben, dann haben sie natürlich Probleme damit, ein Stück Pizza mit Salami zu verarbeiten.

Der Aufbau ist deswegen enorm wichtig. Man sollte etwa ein Drittel der Fastenzeit für den Aufbau einplanen. Klassisch bricht man das Fasten mit einem Apfel. Wer keine Äpfel verträgt, kann auch auf andere leicht verdauliche Früchte zurückgreifen wie zum Beispiel auf eine Mango. Es gibt auch Leute, die gar kein Obst essen können, weil sie Probleme mit dem Fruchtzucker haben. Sie können sich alternativ ein frisches Kartoffelsüppchen kochen, mit pürierten Kartoffeln – leicht verdaulich ist wichtig. Rührei oder andere Dinge, die schwer im Magen liegen, sind hingegen nicht empfehlenswert.

Wird im Sommer weniger gefastet?

Ja! Eindeutig! Der Sommer ist eher ein Fastenloch. Im Sommer geht man gern in den Biergarten, ist zum Grillen eingeladen, macht Urlaub oder hat einfach das Bedürfnis, mit Freunden draußen zu sitzen und zu essen. Da will man auch nicht dauernd danebensitzen und nur ein schlappes Wasser trinken. Ein richtig heißer Sommer macht das Fasten außerdem echt schwer. Der Kreislauf spielt dann selbst bei absolut fastenerfahrenen Menschen schnell mal völlig verrückt. Man fühlt sich dann genauso schlapp wie das Wasser …

Die Zeit, in der am häufigsten gefastet wird, ist tatsächlich die klassische Fastenzeit vor Ostern. Danach rutscht die Fastenmotivation ein wenig in den Keller, um ab Oktober wieder langsam anzusteigen. Seit ein paar Jahren fasten auch in der Vorweihnachtszeit im Dezember noch einmal richtig viele Leute.

Wer nicht isst, muss sich oft rechtfertigen, oder?

Zu Beginn meiner Fastenerlebnisse gab es tatsächlich noch ziemlich viele Zweifler in meinem Umfeld, denen ich lange und breit die Vorzüge einer zeitlich begrenzten Fastenkur erklärt habe. Rechtfertigen ist dabei aber nicht der richtige Ausdruck. Ich hatte nie das Gefühl, mich rechtfertigen zu müssen. Ich war von Anfang absolut überzeugt vom Fasten, so dass meine Begeisterung oft übergeschwappt ist und viele der einstigen Zweifler später selbst mit dem Fasten begonnen haben – oder deren ehemaliges Zweifeln in Bewunderung übergegangen ist.

In meinem Familien- und Freundeskreis sind meine Heilfastenetappen schon lange kein Thema mehr. Ich praktiziere das Fasten ja inzwischen seit 20 Jahren und habe von Anfang an nie ein Geheimnis daraus gemacht. Meine Leute wissen alle, dass ich mich mehr als intensiv mit dem Fasten auseinandergesetzt habe und es gut für die Gesundheit ist. Das Verständnis in meinem Umfeld ist in dieser Hinsicht wirklich groß.

Wird man beim Fasten immer euphorisch? Wächst der Tatendrang mit dem Fasten?

Das kann von Fasten zu Fasten sehr unterschiedlich sein. Ich selbst habe die Erfahrung gemacht, dass ich manchmal in so einen richtigen Fastenflash gerate. Als ich 42 Tage gefastet habe, war dieser Flash zum Beispiel enorm stark. Da haben wir sehr viel im Garten gearbeitet und ich hatte wirklich das sprichwörtliche Gefühl: Ich kann Bäume ausreißen. Trotz der Fastenzeit. Ich war schon bei Tag 25 und hatte keinerlei körperliche Einbußen, im Gegenteil. Ich war wie ein HB-Männchen und habe die harte körperliche Arbeit als total toll empfunden. Und dann wiederum habe ich auch schon erlebt, dass ich nach drei Tagen Fasten mit absolut mieser Laune dagesessen bin und keine Lust mehr aufs Fasten gehabt habe. Wie gesagt: Jedes Fasten läuft auf andere Art und Weise ab.

Ist der Hunger tatsächlich irgendwann weg beim Fasten?

Also ich selbst habe in den ersten beiden Jahren das Hungergefühl noch wahrgenommen. Ab dem dritten Jahr überhaupt nicht mehr. Ich merke nichts von Hunger beim Fasten. Ich habe aber auch im Alltag kein großes Hungergefühl. Ich esse einfach nur, weil ich denke: Oh, es ist zwölf Uhr, komm wir essen zu Mittag!

Im Moment liegt Intervallfasten im Trend. Kennen Sie das?

Na klar kenne ich das Intervallfasten. Ich bin seit ein paar Jahren selbst begeisterte Intervallfasterin. Irgendwann, 2009 oder 2010, eröffnete jemand erstmalig einen Thread mit dem Thema in meinem Forum. Daraufhin habe auch ich mich intensiv in dieses Gebiet eingelesen. Beim Intervallfasten geht es ganz stark um die Autophagie, bei der durch längere Essenspausen der Körper dazu angeregt wird, gesundheitsschädigende Partikel aus den Körperzellen zu eliminieren. Hier kann im Prinzip jeder ganz individuell für sich sein eigenes Intervall finden: Man kann einen Tag in der Woche fasten. Oder immer abwechselnd einen Tag fasten und einen Tag ganz normal essen. Man kann aber auch einfach nur das Abendessen weglassen oder das Frühstück. Hauptsache zwischen den Mahlzeiten liegen mindestens acht bis zwölf Stunden. Auch das altbekannte Dinner-Cancelling ist im Prinzip eine Art Intervallfasten.

Gibt es Fastentypen? Oder eben umgekehrt auch Menschen, für die es einfach nichts ist?

Definitiv. Für meinen Mann wäre Fasten zum Beispiel nichts – es wäre die Hölle auf Erden für ihn. Er isst zu gern und sieht keine gesundheitliche Notwendigkeit. Aber er akzeptiert es absolut, wenn ich faste. Dass er isst, während ich faste, ist in den meisten Fällen wiederum für mich kein Problem. Ich sage vielleicht mal: „Boah, das riecht aber lecker!" Und genieße es dann sogar, wenn ich das Essen wenigstens riechen kann, auch wenn ich es gerade nicht essen darf.

Muss man extrem willensstark sein, um Fasten zu können?

Überhaupt nicht. Bei uns zu Hause ist es sogar genau andersherum. Mein Mann ist der Willensstarke und trotzdem gelingt mir das mit dem Fasten. Ich kann ohne Probleme 42 Tage fasten, aber dann anschließend so willensstark zu sein, dass ich mir keine Chips mehr kaufe oder keine Schokolade mehr esse ... Oder bestimmte Rituale beibehalte, von denen ich weiß, dass sie mir guttun, das schaffe ich irgendwie nicht. Von daher glaube ich nicht, dass das Fasten extreme Willensstärke erfordert. Das Durchhaltevermö-

gen, eine begrenzte Zeit zu fasten, traue ich jedem zu, der ernsthafte Gründe zum Fasten hat.

Gibt es Durchhaltestrategien?

Es ist auf keinen Fall verkehrt, wenn man ein paar Hobbys hat, mit denen man sich ablenken kann. Und natürlich ist es gut, Sport zu treiben. Sport ist beim Fasten ohnehin wichtig, damit der Körper den Stoffwechsel nicht so stark runterfährt und sich nicht an den Muskeln vergreift.

Was heißt denn „Sport treiben"?

Jemand, der auch im Alltag regelmäßig Sport treibt, zum Beispiel täglich eine Stunde laufen geht, wird das auch während des Fastens ohne Probleme tun können. Wer hingegen bisher gar nichts Sportliches in seiner Freizeit unternommen hat, sollte nicht gerade während des Fastens von sich erwarten, dass er jeden Tag eine Stunde laufen kann. Dann wird er umfallen und frustriert aufgeben. Man sollte das Sportpensum schon ein bisschen an die eigenen Fähigkeiten anpassen. Jeden Tag mindestens eine halbe Stunde oder Stunde zügig durch die Gegend wandern wäre ideal. Am besten durch den Wald oder einen Park, damit man zusätzlich einen guten Schwung frische Luft einatmen kann.

Ich habe in meinem Heilfastenforum Leute kennengelernt, die für einen Marathon trainiert haben – auch während des Fastens – und gesagt haben, sie seien während des Fastens Bestzeiten gelaufen und haben sich dabei total gut gefühlt. Es gibt keine Regel, die für alle gleichermaßen gilt. Sport auf jeden Fall! Ja! Und am besten Dinge, die einem Spaß machen.

Machen Sie Sport?

Ja, wir gehen regelmäßig wandern, wenn das Wetter es zulässt. Ein- bis zweimal die Woche so um die 15 bis 20 Kilometer. Wir haben dann auch unsere Nordic-Walking-Stöcke dabei, damit der Oberkörper beim Wandern ebenfalls kräftig was zu tun bekommt.

Außerdem habe ich seit ungefähr drei Jahren sehr viel Spaß beim Line Dance. Es ist unglaublich, wie man dabei ins Schwitzen kommt. Und hier ist eindeutig nicht der Sport im Vordergrund, sondern das Vergnügen am Tanzen und an der Musik.

Je nach Lust und Laune mache ich zu Hause auf der Matte noch ein bisschen Yoga oder überbrücke beispielsweise das Warten aufs heiße Teewasser mit Dehnübungen. Insgesamt komme ich wöchentlich ungefähr auf ein Sportpensum von zehn bis zwölf Stunden

Gibt es klassische Fastenwehwehchen? Welche kann man selbst in den Griff bekommen, wann braucht es einen Arzt oder wann hört man besser auf?

Kreislaufprobleme sind ein Klassiker. Sie können verschiedene Auslöser haben. Manchmal hilft schon ein Löffelchen Honig, ab und an fehlt dem Körper aber auch einfach Salz. Gerade wenn man einen niedrigen Blutdruck hat, kann das zu Problemen führen. Ich kenne das von mir selber. Wenn ich zu wenig Salz bekomme, rutscht mein ohnehin sehr niedriger Blutdruck noch stärker in den Keller. Deshalb ist für mich persönlich eine gesalzene Gemüsebrühe beim Fasten sehr wichtig, sonst komme ich gar nicht in die Gänge.

Wenn man merkt, dass diese Hausmittelchen – ein bisschen Salz, ein wenig Honig – nicht helfen und man einen Tag später immer noch die gleichen Probleme hat, würde ich sagen, da läuft was schief. Und es ist vielleicht doch ratsamer, das Fasten zu brechen und den Aufbau einzuläuten. Möglicherweise sollte man sich dann bei einem weiteren Fastenversuch von einem heilfastenversierten Arzt begleiten lassen, wenn man sich vom Fasten beispielsweise eine heilende Wirkung auf eventuell vorhandene chronische Krankheiten erhofft.

Kann man Arbeiten beim Fasten?

Ja. Ich finde, Arbeiten ist eine gute Ablenkung. Viele Leute sagen, sie brauchen während der ersten Fastentage erst mal totale Ruhe und möchten sich je nach Belieben aufs Sofa legen können. Ich bin lieber beschäftigt, da es mir dann leichter fällt, die üblichen Essenszeiten gedanklich auszublenden und ins Fasten hineinzufinden. Ich bin aber ohnehin eher ein Wibbel und kann gar nicht den ganzen Tag auf dem Sofa liegen. Da tickt jeder anders und es hilft nur: Probieren geht über studieren …

Braucht es ärztliche Begleitung?

Vor 20 Jahren, als ich mit dem Fasten angefangen habe, lautete der klare Tenor, es braucht ärztliche Begleitung. Maximal fünf Tage ohne ärztliche Fürsorge. Sonst stirbst du! Okay, das ist ein bisschen übertrieben und von dieser Panikmache hat man sich seitdem auch weit entfernt. Ich selbst habe von Anfang an eigenverantwortlich ohne ärztliche Begleitung gefastet und hatte in all den Jahren nie Probleme. Auch während meiner 42-tägigen Fastenkur brauchte ich keinen ärztlichen Beistand.

Es ist natürlich von Vorteil, über seinen eigenen Gesundheitszustand einigermaßen Bescheid zu wissen und selbst spüren zu können, ob sich etwas gut anfühlt oder nicht. Aber normalerweise, wenn man halbwegs auf seinen Körper hört, spürt man schon den Unterschied. Merkt, das geht jetzt in eine Richtung, die sich gar nicht gut anfühlt. Dann lieber gar nicht fasten oder aber mit Arzt. Und falls man schon massive gesundheitliche Probleme hat oder regelmäßig Medikamente einnehmen muss, ist es gut, im Vorfeld mit seinem Arzt über das Fastenvorhaben zu sprechen. Manche Medikamente wirken zu stark, wenn man nichts isst. Daher sollte man mit dem Arzt auch unbedingt über eine während des Fastens angepasste Dosierung von Medikamenten sprechen. Es schadet natürlich generell nicht, vor dem Fasten mit einem Arzt über den eigenen Gesundheitszustand zu sprechen, vor allem weil die meisten Ärzte dem Fasten gegenüber heute durchaus positiv gegenüberstehen.

Was gilt es noch zu bedenken, wenn man fasten will?

Ich finde es sehr hilfreich, sich schon vorab ein bisschen mit eventuell aufkeimenden Fastenkrisen und deren Bewältigung auseinanderzusetzen. Kopfschmerzen und Kreislaufprobleme lassen sich bereits im Vorfeld vermeiden, wenn man im Bilde ist, wie sie entstehen. Und es ist auch nicht verkehrt zu wissen, dass es vorübergehend zu leichten Sehstörungen kommen kann, wenn der Wasserhaushalt durcheinandergerät und sich dadurch der Augendruck kurzzeitig verändern kann. Hat nicht jeder. Ich hatte es noch nie. Aber es ist gut, im Vorfeld zu verstehen, wo es herkommt und was man dagegen tun kann. So kann auch während des Fastens keine Panik aufkommen.

Thema „fieser Körpergeruch". Viele haben Sorge, beim Fasten so richtig zu müffeln.

Ich habe jahrelang beim Fasten nie gemüffelt. Dieses Jahr im Frühjahr hat mein Mann zum ersten Mal beim Fasten zu mir gesagt: „Boah, du riechst aus dem Hals!" In 20 Jahren das erste Mal. In diesem Frühjahr musste ich das Fasten dann aber auch abbrechen, weil ich nach ein paar Tagen eine starke Bronchitis bekommen habe. Ich vermute, das war auch der Auslöser für den Mief. Die Keime und Bakterien waren an dem unangenehmen Geruch sicherlich nicht ganz unschuldig. Nicht jeder, der fastet, stinkt. Mit guter Körperhygiene ist das lösbar. Und wenn es aus dem Mund riecht, gibt es auch eine Reihe von Dingen, die helfen. Man kann zum Beispiel regelmäßig an einem frischen Zitronenschnitz lutschen oder die Zunge mit einem Zungenschaber bearbeiten.

Kann man Kaugummi kauen?

Kaugummmi sollte man besser nicht kauen. Das Kauen regt nämlich die Magensäfte an und dann bekommt man Hunger. Man signalisiert dem Magen durch die Kaubewegungen, dass er sich schon mal auf etwas Essbares einstellen soll. Er beginnt daraufhin mit der Produktion von Magensäften und wenn dann keine Nahrung folgt, fängt er an zu knurren. Und einen knurrenden Magen möchte man für gewöhnlich beim Fasten nicht haben.

Darf man zuckerfreie Bonbons lutschen?

Ich halte überhaupt gar nichts von künstlichen Süßstoffen und die sind in zuckerfreien Bonbons für gewöhnlich leider enthalten. Süßstoffe sind unnatürliche Stoffe, mit denen unser Körper nichts anzufangen weiß. Und da es beim Fasten primär ums Entgiften geht – also um das Ausschleusen von Ablagerungen, mit denen unser Körper nichts anzufangen weiß –, widerspricht ein zuckerfreies Bonbon in meinen Augen dem Sinn des Fastens. Mal davon abgesehen, dass Süßstoff häufig starke Hungergefühle auslöst.

Primär sollten die stinkigen Gerüche außerdem raus aus dem Mund und nicht mitsamt einem Bonbon wieder heruntergeschluckt werden! Es ist also sinnvoller, mit Hilfe der Zahnbürste, einem Zungenschaber, Gurgeln mit

Minzöl, Ölziehen und vor allen Dingen durch viel Bewegung an der frischen Luft die stinkenden Giftstoffe aus dem Mund nach außen zu befördern. Viel trinken hilft bei Mundgeruch ebenfalls, besonders effektiv wirken hier Fencheltee, Anistee oder frisch gepresster Zitronensaft. Erfreulicherweise verschwindet der „Stink-Spuk" ganz von allein nach ein paar Tagen, sobald sich der Körper quasi eingefastet hat.

Wer darüber hinaus unter länger anhaltendem Mundgeruch leidet oder vielleicht auch im Alltag häufig damit zu tun hat, dem kann ich ohnehin nur empfehlen, sich vom Zahnarzt oder Hausarzt einmal gründlich untersuchen zu lassen, um eine herannahende Parodontitis im Keim zu ersticken oder einen Diabetes frühzeitig zu erkennen.

Wie lange kann ein normaler Mensch fasten?

Die Länge der möglichen Fastendauer ist stark abhängig vom Ausgangsgewicht. Eine Person mit 60 Kilo sollte beispielsweise nicht viel länger als vier Wochen fasten, eine 70 Kilo schwere Person schafft möglicherweise problemlos sechs Wochen, mit 90 Kilo kommt man noch ein Stück weiter und kann unter Umständen bis zu 100 Tage fasten. Es liegen sogar Berichte von extrem übergewichtigen Personen vor, die fast 40 Wochen am Stück gefastet haben. Je länger die Fastenzeit anhält, desto sicherer ist es jedoch, sich ärztlich bei seinem Fastenvorhaben betreuen zu lassen.

In meinem Heilfastenforum hatte ich auch schon mehrmals Teilnehmer, die den Rat zum Langzeitfasten von ihrem Hausarzt bekommen haben. Die meisten davon standen vor der Überlegung: Magenband oder Fasten, weil das Übergewicht lebensbedrohlich wurde und sie einfach dringend abnehmen mussten. Für die meisten Menschen ist es deutlich leichter, regelmäßig gar nichts zu essen, als ein Leben lang Maß zu halten. Ungefähr 90 Prozent meiner Forenuser sehen das genauso und ich selbst gehöre ebenfalls dazu. Wenn man nur ein bisschen essen darf, quält man sich in der Regel deutlich mehr. Dann knabbert man an einer Möhre und wird nicht wirklich satt! Stattdessen knurrt der Magen umso mehr, weil man durch die kleinen Portionen noch viel größeren Hunger bekommt. Der Effekt ist dann ähnlich wie beim bereits erwähnten Kaugummikauen.

Es gibt immer wieder Fragen von Fastenden nach zusätzlichen Nahrungsmitteln. Geht denn ein wenig Buttermilch oder Quark?

Es gibt viele verschiedene Varianten des Fastens. Die F.X.-Mayr-Kur erlaubt beispielsweise ab dem ersten Tag Milch und ab dem sechsten Tag jeweils eine sich steigernde Eiweißzulage in Form von Kräuterquark, Weichkäse, Mozzarella oder Tofukäse. Buttermilch geht auch, die liefert ebenfalls ein klein wenig Eiweiß, wirkt darüber hinaus sogar leicht abführend und kann somit andere Abführhelferlein überflüssig machen.

Meistens rühren die Fragen vieler Leute nach Buttermilch oder Quark von ihrer Angst, während des Fastens (wenn sie mehrere Tage oder Wochen kein Eiweiß zu sich nehmen) ihre mühsam aufgebauten Muskeln zu verlieren. Allerdings hält sich der Eiweißverlust bei einer relativ kurzen Fastenzeit (zwei bis sechs Wochen) absolut in Grenzen. Wer während dieser Zeit regelmäßig Sport treibt, signalisiert seinen Muskeln, dass sie gebraucht werden und ein Abbau nicht erwünscht ist. Das bisschen Muskeleiweiß, das man dennoch verliert, baut sich nach dem Fasten für gewöhnlich rasch wieder auf. Wer jedoch Zweifel daran hegt, sollte sich für eine der Fastenvarianten entscheiden, die ohnehin Eiweißzulagen vorsehen.

Wie sieht es aus mit Fertigbrühe aus dem Reformhaus? Darf man sie auch verwenden?

Eine frisch zubereitete Gemüsebrühe (mit Salz!) ist immer besser. Darin stecken wichtige Mineralien und Vitamine, die unseren Körper während des Fastens leistungsfähig halten. Außerdem wirkt eine frische Gemüsebrühe basisch, was besonders in den ersten Tagen einer Fastenkur sehr vorteilhaft ist, denn da kommt es häufig zu einem verstärkten Säureüberschuss im Körper, der ansonsten zu den ersten Fastenkrisen wie Kopfschmerzen und Übelkeit führen kann. Fehlt dem Körper nur das Salz, kann auch ausnahmsweise mal eine Fertigbrühe die nötige Power liefern.

Menschen, die jedoch hauptsächlich fasten, um abzunehmen, sollten sich gleichzeitig überlegen, ob sie vielleicht generell mehr auf Slowfood umsteigen sollten, statt selbst während des Fastens auf Fastfood zurückzugreifen. Fastfood macht dick!

Warum soll man eigentlich keinen Früchtetee trinken?

Früchtetee führt leider häufig zu einer Übersäuerung im Körper und kann so zu Sodbrennen, Aufstoßen, Kopfschmerzen und Übelkeit führen. Da der Körper besonders in den ersten Fastentagen ohnehin ganz von allein größere Mengen an Säure ausstößt, ist es nicht sinnvoll, noch zusätzlich säurehaltige Flüssigkeiten zu sich zu nehmen.

Warum ist Fasten zurzeit so im Trend?

Ich glaube, das Fasten ist in letzter Zeit so hip geworden, weil es seit ein paar Jahren den coolen Namen „Detox" trägt. Es liegt voll im Trend, den eigenen Körper zu optimieren, und dazu passt Fasten oder auch Intervallfasten ganz hervorragend. Als ich vor 20 Jahren mit dem Fasten begonnen habe, haben noch viele Leute eine Heilfastenkur als „esoterischen Quatsch" abgestempelt. Durch kontinuierliches Informieren in der Presse, im Internet und dank ausführlicher Reportagen und zahlreicher Bücher haben die meisten Leute heute hingegen begriffen, dass die therapeutischen Wirkungen des Fastens nichts mit reinem Glauben zu tun haben, sondern wissenschaftlich belegbar sind. Und manchmal muss man dem Kind einfach nur einen neuen Namen geben, um es zum Trendsetter werden zu lassen.

Man beschäftigt sich heute ohnehin viel mehr mit dem Thema Ernährung und dabei spielt nicht nur die Ernährungsform, sondern auch die Menge eine große Rolle. Die meisten Leute haben inzwischen begriffen, dass wir aufgrund des üppigen Angebots häufig viel zu viel, zu schnell und ungesund essen. Und dass längere Essenspausen evolutionstechnisch betrachtet absolut natürlich und gesundheitsfördernd sind.

Die Themen Diäten und Abnehmen liegen ja seit Jahren im Trend, aber bis heute gibt es immer noch nicht die eine Lösung, die für alle funktioniert. Die Bevölkerung wird nach wie vor immer dicker trotz all der tollen neuen Diäten, die immer wieder aufkommen. In dem Zuge ist auch das Intervallfasten gerade ein neuer Hype, weil man damit tatsächlich auf relativ einfache Art und Weise abnehmen kann. Allerdings sollte man auch hierbei nicht vergessen, dass ein dauerhafter Gewichtsverlust immer nur zu realisieren ist, wenn man seinen alltäglichen Lebensstil langfristig verändert.

Alle fürchten sich vor den ersten Fastentagen. Wie lange braucht es, um das Anfangsgrauen zu überstehen?

Dieses Anfangsgrauen ist schlicht und ergreifend eine reine Kopfsache. Will man aus absoluter Überzeugung fasten, dann läuft das Fasten vom ersten Moment an völlig locker. Mit der richtigen Einstellung kann man ganz einfach im Kopf eine Art Hebel umlegen: Klick, ich faste jetzt. Dann habe ich vom ersten Tag an keinerlei Hungergefühle, werde nicht brummelig, weil es nichts zu essen gibt, leide unter keinerlei Umstellungsschwierigkeiten und erlebe eine tolle Fastenzeit.

Es kann aber auch passieren, dass ich mir zwar vornehme, zu einer bestimmten Zeit zu fasten, es dann aber gerade überhaupt nicht passt. Vielleicht weil ich besonders viel Stress habe, mit einer Erkältung herumkränkle, mir eine besonders verführerische Einladung zum Essen dazwischengekommen ist oder mir plötzlich doch die rechte Lust am Fasten abhandengekommen ist. Dann klemmt der Hebel im Kopf und springt immer wieder zurück in die Ausgangsposition ... Dann quält mich ein Hüngerchen, ich werde zickig und muss einsehen, dass ich das Fasten besser verschieben sollte. Beim nächsten Anlauf klappt es dann meistens wieder ganz problemlos. Die richtige Einstellung lässt sich leider nicht erzwingen.

Ist der Fastenbeginn einfacher, wenn der Magen leer ist?

Ich glaube nicht, dass ein leerer Magen den Einstieg deutlich erleichtert. Die Verdauung hört ja nicht im Magen auf, sondern geht im Darm weiter – und der ist nie ganz leer. Am Anfang habe ich mir das auch so vorgestellt, da habe ich mir noch die Frage gestellt: Wieso muss ich nach zwei Wochen immer noch abführen, da kann doch nichts mehr drin sein.

Nun ... Wir nehmen zwar während des Fastens keine frische Nahrung auf, die verdaut werden muss, aber unser Körper bedient sich zur Aufrechterhaltung aller Körperfunktionen und zur Energieerzeugung stattdessen aus den Vorräten, die unser Körper genau für solche Zwecke gebunkert hat. Und beim Verstoffwechseln dieser Vorräte entstehen ebenfalls wieder Abfallprodukte, die über den Darm ausgeschieden werden müssen. Das heißt, unser Darm ist auch während des Fastens glücklicherweise ständig in Bewegung.

Dennoch kann eine regelmäßige Darmentleerung dabei helfen, eventuell aufkeimende Hungergefühle zu unterdrücken.

Der Auslöser für einen knurrenden Magen wiederum ist (zumindest in unserer Zivilisation) nur ganz selten ein wirklicher Mangel an Nahrung, sondern viel häufiger ein gestörtes Appetitverhalten. Der Magen knurrt also einfach aus Gewohnheit zur Mittagszeit oder zum Kaffee.

Sie sind keine Ärztin, haben aber durch Ihre Seite viel Erfahrung. Bei welchen Krankheiten würden Sie Fasten empfehlen?

Aus eigener Erfahrung heraus kann ich das Fasten auf jeden Fall bei Neurodermitis empfehlen! Die heilende und vorbeugende Wirkung funktioniert bei mir ganz hervorragend. Es gibt auch viele Leute in meinem Heilfastenforum, die in dieser Hinsicht ähnliche Erfahrungen gemacht haben.

Ganz viele Teilnehmer im Forum berichten auch davon, dass sie durch regelmäßiges Fasten ihre Probleme mit den Gelenken und rheumatische Erkrankungen aller Art deutlich lindern können. Diesen Leuten geht es oft schlagartig besser und diese Verbesserungen halten auch lange nach dem Fasten noch an.

Auch Bluthochdruck lässt sich durch regelmäßige Fastenkuren deutlich in normalere Gefilde regulieren. Oft ist Bluthochdruck verknüpft mit zu hohem Gewicht und wem es gelingt, durch das Fasten abzunehmen, dessen Blutdruck bewegt sich auch nach unten.

Haben Sie mal in einer Klinik oder aber kurmäßig in einer Gruppe gefastet?

Nein, ich bin zwar schon diverse Male eingeladen worden, auch von Kurhäusern, die ich auf meiner Seite gelistet habe, aber bisher habe ich immer nur in Eigenregie zu Hause gefastet. Ich stelle mir so einen Heilfastenkuraufenthalt durchaus toll vor, da man dort den ganzen Tag in irgendeiner Form betüddelt wird. Man bekommt Massagen, kann in ausgefallenen Bädern sitzen, neue sportliche Aktivitäten ausprobieren, meditieren oder sich mit Gleichgesinnten von Angesicht zu Angesicht austauschen. Das klingt schon gut und irgendwann werde ich es sicherlich einmal ausprobieren ...

Machen Sie einen Leberwickel, wenn Sie zu Hause fasten?

Ehrlich gesagt: Nein! Natürlich habe ich während meiner Fastenzeiten auch mal irgendwann einen Leberwickel ausprobiert, damit ich weiß, wovon ich rede. Aber ich habe mich danach nicht besser oder anders gefühlt. In meinem Heilfastenforum habe ich aber bereits jede Menge Leute kennengelernt, die regelmäßig einen Leberwickel anlegen und sich danach richtig gut fühlen. Auch da hilft wieder nur: ausprobieren!

Wie sieht es mit dem Rauchen beim Fasten aus?

Grundsätzlich schadet Rauchen massiv der Gesundheit! Das weiß jeder und das kann man sich auch nicht schönreden. In einem Glimmstängel steckt jede Menge Gift! Es gibt einfach keinen vernünftigen Grund weiterzurauchen – schon gar nicht, wenn man sich für eine Fastenkur entscheidet, die ja gerade dem Zwecke der Entgiftung dient! Beim Fasten kann das Rauchen sogar richtig gefährlich werden. Wenn man auf nüchternen Magen raucht, ist die Gefahr, an Krebs zu erkranken, enorm hoch – und dabei geht es nicht nur um Lungenkrebs, sondern auch um Gehirntumore. Rauchen auf nüchternen Magen ist KEINE gute Idee! Die Magenschleimhaut leidet ebenfalls stark unter dem Einfluss von Nikotin. Und die Gefahr einer Nikotinvergiftung mit Übelkeit, Erbrechen, Durchfall, kaltem Schweiß und einem unangenehmen Brennen im Mund steigt beim Fasten ebenfalls enorm an. Ich bin in der Hinsicht absolut rigoros und sage: „Hört auf mit dem Rauchen! Für immer!"

Was ist mit Alkohol?

Alkohol beim Fasten ist natürlich auch keine gute Idee! Auf nüchternen Magen wäre man sehr schnell betrunken. Das macht überhaupt keinen Sinn. Alkohol, Zigaretten und Drogen haben beim Fasten einfach nichts zu suchen. Punkt.

Ist es sozial verträglich zu fasten?

Kommt drauf an, mit welchen Leuten man so zusammen ist. Wenn ich meine Fastenzeit plane, gucke ich vorher in den Kalender, damit ich nicht gerade eine Zeit erwische, in der in zwei Wochen fünf Geburtstage anstehen und ich dann auf fünf Geburtstagsfeiern erklären muss, warum ich gerade nichts esse. Die Leute investieren ja für gewöhnlich viel Zeit in die Vorbereitung ihrer Feste und dann plagt mich schon ein schlechtes Gewissen, wenn ich alles ablehne. Einmal geht, wenn ich der Person im Vorfeld bereits Bescheid gebe, dass ich gerade faste. Aber fünfmal mag ich selbst nicht Nein sagen, dafür esse ich ja auch zugegebenermaßen viel zu gern …

Ansonsten finde ich es keineswegs dramatisch zuzuschauen, wenn andere essen. Ich kann durchaus mit Freunden ausgehen, dabeisitzen und zufrieden an meinem Pfefferminztee nippen, während die anderen ihre Pizza verspeisen. Das macht mir persönlich nichts aus – und den anderen auch nicht.

Was vermissen Sie am meisten beim Fasten?
Ich koche gern, ich esse gern und ich bevorzuge dabei eindeutig Slowfood. Ich zelebriere und genieße für gewöhnlich jede einzelne Mahlzeit und kann stundenlang auf einem Happen herumkauen. Und genau DAS vermisse ich beim Fasten schon mal: das Kauen und Genießen. Manchmal finde ich das schon ziemlich dramatisch. Dabei sind die Abende für mich am schwierigsten. Ich löffele dann halt ganz langsam meine Brühe. Mit einer Tasse Brühe kann ich mich tatsächlich auch ewig beschäftigen und das Zubereiten einer frischen Gemüsebrühe macht mir daher sehr viel Spaß. Wenn ich gerade gar nicht auf das Kauen verzichten mag, entscheide ich mich immer mal wieder spontan für eine F.X.-Mayr-Kur. Auf staubtrockenen Semmelscheiben kann man ebenfalls ewig herumkauen …

Gibt es Tricks beim Fasten? Wie kann man es schaffen?
Wenn man davon überzeugt ist, dass eine Fastenkur helfen kann – egal aus welchen Beweggründen –, dann braucht man keine Tricks, um den richtigen Dreh zu finden. Dann kann man alles schaffen. Man muss nur wollen. Je prägnanter die Beweggründe sind, desto leichter fällt es selbstverständlich. Chronische Schmerzen oder ein unerträglicher Juckreiz sind dabei natürlich stärkere Motivatoren als der pure Wunsch, ein paar Pfunde zu verlieren, damit die Jeans nicht mehr so kneift. Wenn das Gewicht hingegen so hoch ist, dass es lebensbedrohlich wird, kann die Motivation wiederum deutlich höher sein. Es macht wenig Sinn, jemanden zum Fasten zu überreden, der von vorneherein

stark an dieser Therapieform zweifelt. Die Überzeugung muss einfach vom Fastenden selbst ausgehen. Sonst geben die Leute beim ersten kleinen Magenknurren oder bei leichten Kopfschmerzen ratzfatz auf und verkünden: „Siehste, das habe ich doch gleich gewusst. Ich kann das nicht. Ich vertrag das nicht."

Ist Fasten gesund?

Natürlich. Fasten ist absolut gesund. Und im Zuge der Forschungen rund um die Autophagie gibt es dafür auch immer mehr wissenschaftliche Belege. Früher wurde das Fasten häufig in die esoterische Ecke geschoben – diese Zeiten sind jedoch eindeutig vorüber. Das Heilfasten ist mittlerweile eine anerkannte Therapieform, die von zahlreichen Kurkliniken durchgeführt und von den meisten Medizinern als äußerst positiv bewertet wird.

Was verbirgt sich hinter dem Begriff „Autophagie"?

Die Autophagie beschreibt einen ganz fantastischen natürlichen Prozess, der innerhalb unserer Körperzellen abläuft und dafür sorgt, dass krankmachende oder schlicht und ergreifend überflüssig gewordene Partikel aus unseren Zellen heraustransportiert werden. Der Begriff „Autophagie" setzt sich zusammen aus den beiden altgriechischen Wörtern „auto" (selbst) und „phageïn" (fressen). Prinzipiell ist die Autophagie permanent aktiv und damit beschäftigt, molekularen Müll in unseren Zellen abzubauen und zu recyceln. Wenn die Autophagie hingegen gestört ist und nicht reibungslos abläuft, können durch ebenjene Ablagerungen Krankheiten wie Krebs, Demenz, Alzheimer, altersbedingter Diabetes, Leberinsuffizienz, Muskelerkrankungen, Infektionen und Herz-Kreislauf-Erkrankungen entstehen.

Die Autophagie lässt sich jedoch durch bestimmte Reize in unserem Körper verstärken. Dazu zählen beispielsweise Fasten und Intervallfasten, aber auch sportliche Aktivitäten sowie der Verzehr bestimmter Nahrungsmittel. Andersherum kann die Autophagie durch einen ungesunden Lebensstil gebremst werden. Verstärkte Aufmerksamkeit erhielt der Prozess rund um die Autophagie aufgrund weiterführender intensiver Forschungen des japanischen Zellbiologen Yoshinori Ōsumi, der im Jahre 2016 dafür sogar mit dem Nobelpreis für Medizin ausgezeichnet wurde.

PLÄDOYER
FÜR EINEN
VERSUCH

Warum es nicht einfach mal versuchen? Was kann im schlimmsten Fall denn passieren? Ja, ich weiß, Sie könnten scheitern. Aufgeben. Merken, dass Sie es nicht schaffen. Das könnte sehr frustrierend sein. Und Sie darin bestätigen, dass Sie eben nicht besonders diszipliniert sind, nicht willensstark genug. Sie könnten es schrecklich finden (und ja, ich garantiere Ihnen, es wird Momente geben, in denen Sie es schrecklich finden!).

Auf der anderen Seite: Sollte man nicht positiv denken? Sich selbst etwas zutrauen? Mal etwas wagen? Selbst wenn der Ausgang offen ist? Nach dem Motto: „Was man nicht versucht, kann auch nicht gelingen!" Klar, das gilt natürlich auch umgekehrt: „Was man nicht versucht, kann auch nicht schiefgehen!"

Es mag sein, dass Sie feststellen: Fasten ist nichts für mich. Sie sich nicht wohlfühlen. Aber es könnte auch sein, dass Sie von sich selbst total fasziniert sind. Merken, dass Sie etwas schaffen, was Sie sich selbst nicht zugetraut hätten. Ich verspreche Ihnen, das ist ein verdammt gutes Gefühl.

Fasten ist nicht nur „Juchhu!". Wenn Sie fasten, verlassen Sie Ihre Komfortzone. Fasten kann nervig sein, schwierig, verstörend und es weckt jede Menge Sehnsüchte. Fasten wirft Fragen auf. Sie werden Versuchungen widerstehen müssen, aber mit jedem Mal und jedem Tag geht es leichter – man will sich beständig selbst auf die Schulter klopfen. Fasten stärkt das Selbstvertrauen ungemein. Wer den Essensentzug aushält, schafft noch ganz andere Sachen. Das ist ermutigend. Fasten ist nicht nur „Juchhu!", aber zum Glück eben auch. Das macht das Durchhalten leichter. Es gibt Phasen, da will man Bäume ausreißen, da fühlt man sich wie sanft gedopt.

Fasten tut etwas für Ihre Gesundheit. Mit anderen Worten: Sie tun etwas für Ihre Gesundheit. Aktiv. Sie können Ihr Leben beeinflussen, jedenfalls in dieser Hinsicht. Etwas selbst steuern zu können ist ein wunderbares Gefühl, vor allem in einer Welt, in der man oft genug denkt: Da kann ich ja nichts machen.

Fasten ist nicht zaubern, aber es hat einen Zauber, der sich nicht unbedingt in der Theorie erschließt. Fasten muss man ausprobieren. Es muss einem nicht gefallen. Die gute Nachricht (jedenfalls für die meisten von uns): Sie werden auf jeden Fall Gewicht verlieren. Das ist schon rein rechnerisch klar. Wie viel genau, ist allerdings sehr unterschiedlich. Je nach Ausgangslage. Aber mit 200 bis 400 Gramm können Sie als Frau pro Tag rechnen. Männer verlieren zwischen 300 und 600 Gramm im Schnitt. Es kann sein, dass Sie dieses Gewicht schnell wieder drauf haben. Das hat dann allerdings weniger mit dem vielzitierten und gefürchteten Jo-Jo-Effekt zu tun, sondern dummerweise eher mit Ihnen und Ihrem Essverhalten. Fasten allerdings hat definitiv einen Einfluss auf Ihr Essverhalten. Man denkt während des Fastens verdammt viel über Essen nach. Darüber, wie man isst. Was man so isst. Allein die Beschäftigung mit dem Thema bringt was. Sich damit auseinanderzusetzen, warum man bestimmte Dinge isst, wann man sie isst und wofür das Essen oft genug Platzhalter ist.

Fasten hebt die Stimmung. Das klingt verrückt, ist aber tatsächlich so. Fasten schärft den Blick. Nach innen sowie nach außen. Das kann sehr erhellend sein. Oft findet man während des Fastens Lösungen für Probleme, über die man schon ewig gegrübelt hat.

Kleine Tipps fürs erfolgreiche Fasten – so können auch Sie es schaffen

1. Legen Sie das Fasten, zumindest beim ersten Mal, nicht in die stressigste Zeit

Gönnen Sie sich Ruhephasen. Kalkulieren Sie ein, dass Sie auch schlapp sein könnten. Müde. Schlecht gelaunt. Fahren Sie weg, wenn Sie glauben, zu Hause klappt es nicht. Nehmen Sie eine Auszeit. Opfern Sie ruhig Urlaub für Ihren Versuch.

2. Challenge Fasten

Sehen Sie Ihren Versuch als Projekt. Als Abenteuer. Als große Herausforderung. Ich verspreche: Wenn Sie sich trauen, werden Sie ganz neue Seiten an sich entdecken.

3. Knicken Sie nicht sofort ein

Manchmal ist Fasten mühsam. Es ist nicht ein einziger gigantischer Riesenrausch. Ab und an quält man sich. Man hadert. Das gehört dazu. Ist nicht schlimm und geht vorbei.

Manchmal muckt der Körper auch auf. Ergibt sich nicht seinem Schicksal. Wehrt sich. Lernen Sie zu unterscheiden. Ist es sanfte Quengelei oder ein ernstes Bedürfnis? Hören Sie auf Ihren Körper. Schlafen Sie eine Nacht drüber. Manchmal sieht am nächsten Morgen alles sehr viel besser aus.

4. Seien Sie geduldig mit sich und Ihrem Körper

Nicht immer ist der Körper während des Fastens zu Großtaten bereit. Manchmal genügt ihm ein kleiner Spaziergang und er hat keine Lust und auch keine Kraft, einen Zehn-Kilometer-Lauf durchzuziehen. Manchmal mag er einen schönen Mittagsschlaf. Manchmal rutscht der Blutdruck in den Keller. Der Kreislauf schwächelt. Es kann sein, dass Sie mal Kopfweh haben oder auch Rückenschmerzen.

Akzeptieren Sie, dass so ein Körper, Ihr Körper, eben nicht immer gleichermaßen leistungsfähig ist. Nur weil andere beim Fasten Bäume ausreißen können, muss das bei Ihnen noch lange nicht so sein. Jeder und jede ist anders.

5. Holen Sie sich Rat

Fragen Sie Menschen um Rat, die sich mit dem Fasten auskennen. Menschen, die das selbst gewählte Elend kennen.

Generell ist es gut, einen fastenaffinen Arzt an der Seite zu haben. Für den Check-up im Vorfeld und eine Begleitung während des Fastens. Besonders wenn Sie Medikamente nehmen, sollten Sie das tun.

Lassen Sie sich, falls Sie die Möglichkeit haben, vor dem Fasten Blut abnehmen. Schon um nachher mittels einer erneuten Blutuntersuchung überprüfen zu können, ob sich was getan hat. Ob Sie Ihre Werte durch den Verzicht beeindrucken konnten.

Natürlich können Sie sich auch dafür entscheiden, das alles allein durchzuziehen. Wenn Sie gesund sind und erwachsen, spricht nicht viel dagegen. Sie müssen sich ja nicht gleich an die Langstrecke wagen. Ein einwöchiges Fasten kann ein guter Einstieg sein.

6. Seien Sie vernünftig

Ziehen Sie das Fasten nicht um jeden Preis durch. Es kann Gründe geben, das Fasten zu beenden. Klappt es dieses Mal nicht, dann vielleicht beim nächsten Mal. Seien Sie nicht zu streng mit sich.

7. Gönnen Sie sich was

Nein, leider keinen kleinen Snack zwischendrin. Ich rede nicht von einer Butterbrezel, einer Portion Pommes oder einem Stück Frankfurter Kranz. Sondern von einer Massage, einem neuen Badezusatz, einer Gesichtscreme oder vielleicht mal einem geruhsamen Mittagsschlaf außer der Reihe. Einem tollen T-Shirt, einem schönen Buch oder einem Konzertbesuch. Sie sparen ordentlich Geld während des Fastens. Fasten kostet einfach nichts.

Werfen Sie den Betrag, den Sie im Normalfall für Essen ausgeben würden, in ein Sparschwein. Nutzen Sie ihn anderweitig oder investieren Sie ihn am Ende in eine neue Jeans beziehungsweise ein anderes Objekt Ihrer Begierde. Einen Hochleistungsmixer, ein Abo fürs Ballett – oder was auch immer ganz oben auf ihrer „Will ich haben"-Liste steht.

8. Gründliche Innenschau!

Nehmen Sie sich Zeit nur für sich selbst. Räumen Sie. Da, wo Sie etwas in Unordnung finden. Innerlich und äußerlich. Fasten tut auch der Seele gut.

9. Gehen Sie raus!

Egal wie das Wetter ist: Lüften Sie sich und Ihren Körper immer wieder ordentlich durch. Er giert nach Sauerstoff und kann dann auch sein Fett besser verbrennen. Rauszugehen in die Natur, lenkt ab vom Essenwollen. Erkunden Sie die Natur.

10. Bewegen Sie sich!

Ich rede nicht davon, dass Sie sich direkt zu Fastenbeginn beim Ironman anmelden müssen. Aber Sport gehört beim Fasten dazu. Sport ist – zum Glück – ein sehr dehnbarer Begriff. Für den einen ist es ein netter Spaziergang, für den anderen eine Bergtour. Machen Sie Sport im Bereich Ihrer Möglichkeiten. Probieren Sie ruhig mal was Neues aus. Gehen Sie mal schwimmen, Schlittschuhlaufen oder zum Yoga. Trauen Sie sich. Gucken Sie, was Ihnen vielleicht Spaß machen könnte. Bewegen Sie sich!

11. Gute Brühe!

Geben Sie sich Mühe mit der Brühe. Viel mehr bekommen Sie ja nicht. Schauen Sie sich Rezepte an, probieren Sie unterschiedliche Varianten. Geben Sie einen Teelöffel Kräuter auf Ihre Brühe. Wenn Sie so gar keine Lust auf Kochen haben, besorgen Sie sich frische Gemüsesäfte. Viele finden das frevelhaft, mir hat es jedenfalls nicht geschadet. Testen Sie verschiedene Kräutertees, machen Sie sich Zitrone und Ingwer in Ihr Wasser. Oder ein Stückchen Gurke oder ein paar Minzeblättchen oder, oder, oder …

Wichtig: Nehmen Sie sich unbedingt Zeit für das bisschen Flüssignahrung, das Sie zu sich nehmen. Zelebrieren Sie auf jeden Fall die „Mahlzeiten".

12. Machen Sie sich schlau!

Lesen Sie Bücher und Texte zum Fasten. Das bestärkt und ermutigt. Schenkt Kraft, wenn Sie ein Tief haben. Es gibt jede Menge Literatur zum Thema. Jede Menge Studien. Ich habe alles verschlungen, was ich gefunden habe. Was mir geholfen und besonders gefallen hat? Hier eine sehr subjektive Liste:

- *Wie neugeboren durch Fasten,* Dr. med. Hellmut Lützner
- *Gesund durch Fasten. Neustart für Körper und Geist,*
  Spiegel Wissen, 1/2018
- *Buchinger Heilfasten – Die Original-Methode,*
  Dr. med. Françoise Wilhelmi de Toledo, Hubert Hohler
- *Heilen mit der Kraft der Natur,* Prof. Dr. Andreas Michalsen
- *Fasten. Warum kluger Verzicht die beste Medizin ist,* GEO Nr. 03/2016
- *Fasten. Das große Handbuch,* Jason Fung, Jimmy Moore
- *Intervallfasten. Für ein langes Leben – schlank und gesund,*
  Dr. med. Petra Bracht

13. Austausch mit anderen Fastenden

Wenn Sie allein fasten, kann es sehr unterstützend sein zu sehen, wie es anderen damit geht. Dass sie sich ebenso quälen. Sich nach Nahrung sehnen. Das Gefühl haben, es nicht zu schaffen. Ihr Kreislauf schwächelt. Dass ihnen Kaffee fehlt ...

Mir hat die Seite von Tonia Tünnissen-Hendricks am besten gefallen. Hier gibt es jede Menge Informationen rund ums Fasten und die Möglichkeit, Fragen zu stellen. Man wird ernst genommen und geht freundlich miteinander um: www.heilfastenkur.de.

Auch auf Facebook und Co. gibt es viele Seiten zum Thema Fasten. Manche, die in diesen Gruppen unterwegs sind, sind ausgesprochen streng und dogmatisch. Das mochte ich nicht. Aber die Geschmäcker sind nun mal verschieden. Man findet hier immer Gleichgesinnte und es kann gut tun, sich mit anderen auszutauschen. Nachzufragen. Verbündete zu suchen. Vielleicht hat auch jemand aus Ihrem Bekannten- oder Freundeskreis Lust mitzumachen.

Ausgesprochen informative Seiten gibt es im Netz ebenfalls. Gut gefallen hat mir unter anderem die Homepage der *Ärztegesellschaft Heilfasten & Ernährung e.V.:* www. aerztegesellschaft-heilfasten.de.

14. Trinken Sie!

Beim Buchinger-Heilfasten sollte man mindestens 2,5 Liter Flüssigkeit zu sich nehmen. Natürlich dürfen Sie auch mehr trinken. Die Liste der erlaubten Getränke ist allerdings übersichtlich: Wasser, Kräutertee, etwa ein Viertelliter Brühe oder Gemüsesaft und ein Viertelliter frisch gepresster Fruchtsaft.

Es gibt viele Diskussionen darüber, ob man eher Wasser mit Sprudel oder ohne trinkt. Ich habe beides getrunken. Auch ein Tässchen Früchtetee ab und an habe ich mir gegönnt. Manchen macht es allerdings Sodbrennen. Das muss man probieren.

Schwarzer und grüner Tee werden nicht empfohlen. Ich kenne aber Leute, die darauf nicht verzichten wollten und denke, an einer Tasse „unerlaubtem" Tee wird der Fastenerfolg nicht scheitern. Hat man Kreislaufprobleme, ist ein Schwarztee durchaus empfohlen und nützlich. Kaffee steht auch auf der „Nicht erlaubt"-Liste. In anderen Ländern wird das nicht so streng gesehen. Da ist ab und an eine Tasse schwarzer Kaffee – ohne Milch und Zucker – erlaubt. Strenge Faster halten das für falsch. Ich finde, das darf jeder für sich entscheiden.

Light-Getränke passen eher nicht zum Fasten. Alkohol auch nicht.

Große Diskussionen gibt es auch um Buttermilch oder Kefir. Sollte man wegen des Eiweißes ein wenig davon trinken? Man braucht es nicht, heißt es. Manche tun es trotzdem. Kalorienmäßig fällt es nicht wirklich ins Gewicht. Ich habe es gelassen. Schon weil ich Buttermilch per se nicht wirklich verlockend finde.

Brühe und Säfte sind jedoch wichtig. Sie liefern Mineralstoffe und Vitamine – und schaffen Abwechslung. Je frischer, umso besser.

15. Keine feste Nahrung!

Beim Buchinger-Fasten ernährt man sich flüssig. Bis auf den Teelöffel Honig. Den darf man sich morgens genehmigen. Oder in den Tee rühren. Oder über den Tag aufteilen.

Immer wieder fragen Leute: „Isst man da echt nichts?" Genau. Man isst nichts. „Gar nichts?" Gar nichts.

16. Kein Kaugummi!

Auch wenn er so gut wie keine Kalorien hat. Das Kaugummikauen signalisiert dem Magen, dass da gleich was kommt – und dann kommt aber nichts. Niemand lässt sich gern verarschen. Auch ein Magen-Darm-Trakt nicht. Er reagiert deshalb sehr ungehalten. Fängt an zu rumoren und nach Nahrung zu verlangen. Also: besser kein Kaugummi.

17. Muss man abführen?

Wie Prof. Dr. med. Andreas Michalsen im Interview so treffend gesagt hat: Man muss gar nichts. Fastenerprobte Menschen, Experten wie die Ärzte und Schwestern der von mir besuchten Fastenklinik halten es für sinnvoll. Allein die Vorstellung, dass man dadurch weniger Hunger haben könnte, hat mich dazu bewogen. Aber die meisten Amerikaner fasten, ohne abzuführen. Es geht also auch ohne. Die Entscheidung treffen Sie. Ich würde Ihnen dazu raten. Anfangs mit Glaubersalz oder einer Alternative, während des Fastens dann jeden zweiten Tag einen Einlauf.

Bei manchen Menschen langt es, auf sanfte Art abzuführen. Mit Sauerkrautsaft oder Pflaumensaft. Auch Buttermilch oder Leinsamen können hilfreich sein. Und viel trinken!

18. Was mache ich bei Kopfweh? Bei Kreislaufproblemen? Bei kalten Füßen?

Oft ist es der Koffeinentzug, der Kopfschmerzen macht. Das vergeht. Manchmal trinkt man zu wenig. Aber es gibt auch den umgekehrten Fall. Leute, die extrem viel trinken und dazu noch viel Sport machen, haben oft einen Salzmangel. Eine Prise Salz auf den Tomatensaft oder in die Brühe kann dann Abhilfe schaffen. Abführen kann nützen. Bei Kreislaufbeschwerden, einem leichten Schwindel oder kalten Gliedmaßen hilft auch Bewegung. Wechselduschen, Bürstenmassagen, ein Löffel Honig oder ein wenig schwarzer Tee. Alles, was den Stoffwechsel in Schwung bringt.

Ich habe mir zum Beispiel oft eine Wärmflasche gemacht. Bin morgens etwas vorsichtiger aufgestanden und nicht wie sonst direkt aus dem Bett gehüpft.

19. Alle finden, ich spinne, und versuchen, mich vom Fasten abzubringen

Ohren auch mal auf Durchzug stellen. Nicht alles, was man tut, gefällt allen. Jeder darf seine Meinung haben. Viele Menschen halten Fasten für bescheuert. Für kontraproduktiv. Nicht alle werden darüber begeistert sein.

Macht ja nichts, es reicht ja, wenn Sie überzeugt sind. Bilden Sie sich eine eigene Meinung. Das gilt auch für manche Fastentipps. Die Bandbreite ist da sehr groß. Und manchmal auch ein wenig bizarr.

20. Nicht gleich wieder die Plauze vollhauen! Das kann unangenehme Folgen haben

Das Fastenbrechen sollten Sie ernst nehmen. Klar ist man froh, wenn es vorbei ist, aber jetzt heißt es vorsichtig sein. Nach und nach mehr essen. Nichts Schwerverdauliches. Nichts Blähendes. Halten Sie sich an die Empfehlungen.

Die meisten brechen ihr Fasten mit einem Apfel. Wenn Sie keine Äpfel mögen, nehmen Sie eine Birne, eine Mango oder Ähnliches. Essen Sie abends eine Suppe. Pürieren Sie das Gemüse. Steigern Sie die Kalorien von Tag zu Tag. Kauen Sie gründlich und versuchen Sie, langsam zu essen. Steigen Sie ganz sachte wieder in die Welt der Essenden ein!

21. Darmtätigkeit

Wann der Darm aus der Ruhepause aufwacht, ist unterschiedlich. Geben Sie ihm Zeit. Es kann bis zu drei Tage dauern, bis er sich daran erinnert, was er zu tun hat …

Um ihn sanft zu unterstützen, essen Sie einfach ballaststoffreich. Und haben Sie etwas Geduld.

22. Körpergeruch

Es kann vorkommen, dass Sie beim Fasten das Gefühl haben, wie ein seit einigen Tagen toter Iltis zu riechen, der zu lange in der Sonne gelegen hat. Manchmal hat man einen fiesen Geschmack im Mund – die Zunge ist oft belegt.

Lutschen Sie einen Zitronenschnitz, essen Sie ein bisschen Petersilie und duschen Sie oft. Zumeist sind es nur kurze Müffelphasen, die man mit einem kleinen Mehr an Körperhygiene wunderbar in den Griff bekommen kann.

23. Vitamine und Co.

Der Körper hat eine herausragende Speicherkapazität. Gesunde und gut ernährte Menschen haben große Vorräte. Durch die Brühe und die Säfte bekommen Sie Mineralstoffe und Vitamine.

Wenn Sie länger als drei Wochen fasten, kann eine Supplementierung gut sein. Ansonsten geht es auch ohne. Fragen Sie im Zweifelsfall Ihren zuständigen Arzt.

24. Herzmuskel

Eine große Sorge bei Fastenden gilt dem Herzmuskel. Wird der abgebaut? Zehrt das Fasten am Herzmuskel?

Laut der *Ärztegesellschaft Heilfasten & Ernährung e. V.* bezieht der Herzmuskel seine Energie überwiegend aus Abbauprodukten des Fettstoffwechsels. Damit ist er größtenteils nicht auf die Versorgung mit Glukose angewiesen. „Ist der Herzmuskel durch langjährigen erhöhten Blutdruck übermäßig angewachsen (Hypertrophie), kann durch das Fasten die Dicke des Herzmuskels reduziert werden. Das für die Leistungsfähigkeit des Herzmuskels repräsentative natriuretische Peptid (BNP bzw. NT-proBNT) wird durch das Fasten günstig beeinflusst. In zwei epidemiologischen Studien aus Utah, USA fand sich ein deutlicher Hinweis, dass regelmäßiges Fasten das Risiko für Diabetes mellitus Typ 2, Hyperlipidämie und koronare Herzerkrankung verringert."[4]

25. Was ist mit dem Leberwickel?

Der Leberwickel soll der Leber beim Entgiften helfen und die Durchblutung des Organs anregen. Schaden kann er keinesfalls. Und er ist angenehm. Sie nehmen ein warmes, feuchtes Handtuch, legen es auf Ihren Bauch, darauf kommt dann die Wärmflasche. Das Ganze wickeln Sie gut und stramm mit trockenen Tüchern ein. Fertig ist der wunderbare Wickel.

Fasten ist radikal. Eine Art Reset. Gäbe es Fasten als Pille, könnte man sehr viel Geld verdienen. Die Effekte sind einfach großartig. Fastenbefürworter glauben, dass Fasten verjüngt und bei vielen Krankheiten helfen kann. Ich weiß nicht, ob das stimmt, aber ich will es schrecklich gern glauben.

Also: Was hält Sie jetzt noch davon ab? Tun Sie es einfach. Probieren Sie es aus.

QUELLENNACHWEIS

[1] www.diabetesde.org/ueber_diabetes/was_ist_diabetes_/
diabetes_in_zahlen, 19.9.2018

[2] www.krebsinformationsdienst.de/fachkreise/nachrichten/2017/
fk13-kurzzeitfasten-chemotherapie.php, 26.9.2018

[3] www.welt.de/wissenschaft/article1154029/Mit-Fisch-und-
Gemuese-gegen-Rheuma.html, 19.9.2018

[4] www.aerztegesellschaft-heilfasten.de/faqs, 26.9.2018

Susanne Fröhlich
Constanze Kleis

Kann weg!
Frau Fröhlich räumt auf

Taschenbuch.
www.ullstein-buchverlage.de

Weg mit dem Balast! Mehr Platz fürs Glück!

Weniger bringt mehr. Das gilt auch für den Aufwand, den wir betreiben, um endlich das Leben zu führen, das wir uns wünschen und verdienen. Zum Glück kann man nicht nur Sockenschubladen und Keller ausmisten, sondern auch Kopf, Geist und Seele.

In ihrem Buch spazieren die Bestseller-Autorinnen Susanne Fröhlich und Constanze Kleis durch den weiblichen Kosmos und zeigen uns, wo die wahren Ballaststoffe liegen, was wegkann und wovon man sich dringend trennen sollte. Ja, auch von blöden Kerlen, Diät-Wahnsinn und Gefühlswirrungen. Und natürlich von ein paar dieser dämlichen Ideen, mit denen wir uns oft selbst im Weg stehen. Am Ende wird das schöne Leben deutlich leichter sein. Versprochen!

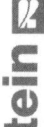

ullstein